一体化PET/MR
护理实操手册

主　审　赵国光

主　编　卢　洁　韩斌如

副主编　张海琴　孙洪赞

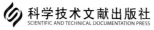

科学技术文献出版社
SCIENTIFIC AND TECHNICAL DOCUMENTATION PRESS
·北京·

图书在版编目（CIP）数据

　　一体化PET/MR护理实操手册／卢洁，韩斌如主编. —北京：科学技术文献出版社，2020.10
　　ISBN 978-7-5189-7217-3

　　Ⅰ.①—…　Ⅱ.①卢…②韩…　Ⅲ.①计算机X线扫描体层摄影—护理—手册②核磁共振成像—护理—手册　Ⅳ.①R814.42-62②R445.2-62

　　中国版本图书馆CIP数据核字（2020）第195860号

一体化PET／MR护理实操手册

策划编辑：孔荣华　责任编辑：吕海茹　陶文娟　责任校对：王瑞瑞　责任出版：张志平

出　版　者　科学技术文献出版社
地　　　址　北京市复兴路15号　邮编 100038
编　务　部　（010）58882938，58882087（传真）
发　行　部　（010）58882868，58882870（传真）
邮　购　部　（010）58882873
官　方　网　址　www.stdp.com.cn
发　行　者　科学技术文献出版社发行　全国各地新华书店经销
印　刷　者　北京地大彩印有限公司
版　　　次　2020年10月第1版　2020年10月第1次印刷
开　　　本　787×1092　1/32
字　　　数　90千
印　　　张　5.125
书　　　号　ISBN 978-7-5189-7217-3
定　　　价　68.00元

赵国光

医学博士，主任医师，教授，博士研究生导师，享受国务院政府特殊津贴，北京市有突出贡献专家。

专业特长：从事多年神经外科功能专业临床工作，擅长各种难治性癫痫、颅内肿瘤、脑血管病、肌张力障碍等疾病的治疗。

主审简介 《

单位任职：现任首都医科大学宣武医院院长、医院法人代表，国家老年疾病临床医学研究中心主任，北京市老年病医疗研究中心主任，中国国际神经科学研究所法人代表。

社会任职：现任国家卫生健康委员会脑损伤质控评价中心执行主任，国家卫生健康委员会脑卒中防治专家委员会医院管理专业委员会主任委员，中华预防医学会健康促进与教育分会主任委员，中国人体器官捐献与移植委员会委员，中国医师协会神经外科医师分会副会长，北京市脑重大疾病研究院癫痫研究所首席研究员。

承担课题：主持科技部"十三五"重点专项、国家自然科学基金项目、市科委重点研发项目等 11 项课题。

科研成果：发表文章 80 余篇，代表作发表在 *Alzheimer's & Dementia* 等国际权威期刊，主编和参编（译）10 余部著作。

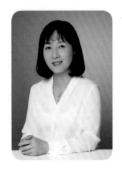

主编简介

卢洁

教授，主任医师，博士研究生导师。

专业特长： 从事多年影像医学与核医学工作，擅长神经系统疾病影像诊断。

单位任职： 现任首都医科大学宣武医院副院长兼放射科主任、核医学科副主任。

社会任职： 现任中华医学会放射学分会磁共振学组委员，阿尔茨海默病防治协会影像专业分会副主任委员，中国女医师协会医学影像专业委员会副秘书长，北京医学会放射学分会副主任委员，北京医学会核医学分会副主任委员，北京医师协会放射诊断科医师分会会长等。

承担课题： 主持科技部"十三五"重点专项、国家自然科学基金项目等16项课题。

科研成果： 发表SCI收录文章80余篇，主编和参编（译）10余部著作。

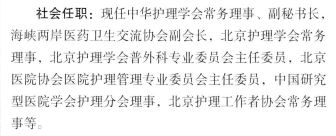

韩斌如

教授，主任护师，硕士研究生导师。

专业特长：从事多年外科护理、老年护理及护理管理等工作。

单位任职：现任首都医科大学宣武医院护理部主任，首都医科大学第一临床医学院基础护理教研室主任。

社会任职：现任中华护理学会常务理事、副秘书长、海峡两岸医药卫生交流协会副会长，北京护理学会常务理事，北京护理学会普外科专业委员会主任委员，北京医院协会医院护理管理专业委员会主任委员，中国研究型医院学会护理分会理事，北京护理工作者协会常务理事等。

承担课题：主持及参与北京市"首都临床诊疗技术研究及示范应用"项目、北京市医院管理中心"扬帆"计划老年动脉粥样硬化性心脑血管联合病变医学专业项目、首都护理学研究专项、北京市西城区财政科技专项、北京医院协会管理课题等10余项。

科研成果：发表论文150余篇，其中以第一作者及通讯作者发表SCI收录文章6篇，主编和参编9部著作及教材。

编委会

　　随着医学工程、计算机及信息科学技术的高速发展，医学影像设备的成像技术呈现日新月异的变化。一体化 PET/MR 是目前最先进的多模态成像设备，它集 PET 和 MR 两种影像设备于一体，实现了 PET 和 MR 两种影像数据同步采集，一次检查就能同时获得解剖、功能和分子信息，为疾病的精准诊断及精准治疗提供巨大帮助。

　　一体化 PET/MR 的问世，不仅对影像科医生和技师的能力提出更高要求，同时对护理人员的工作也提出新的挑战。首都医科大学宣武医院拥有两台一体化 PET/MR 设备，自 2015 年首台设备装机至今，已完成了六千多例临床研究，在临床实践的积累中，PET/MR 检查的护理操作逐步形成了规范化的工作流程。这本实操手册是 PET/MR 检查一线人员的实践总结，希望能够为一体化 PET/MR 检查的医护工作者提供借鉴。

赵国光　院长

首都医科大学宣武医院

2020 年 8 月

一体化 PET/MR 技术的发展及临床应用的增加，对 PET/MR 检查的护理工作提出了更高的要求：既要了解 PET 和 MR 的原理和操作，又要熟悉掌握放射性药物及 MR 对比剂的护理知识。规范护理工作对于保证检查质量和患者安全至关重要。首都医科大学宣武医院于 2015 年安装全国首台一体化 TOF PET/MR 设备，2019 年安装第二台设备，通过在临床实践中的不断摸索，以及对检查中各环节护理工作的不断优化，目前 PET/MR 检查的护理操作已形成了相对完善的标准化工作流程和制度。本书主要围绕一体化 PET/MR 设备、辐射防护、护理流程、安全管理等方面进行阐述，内容全面，临床实用性强，便于一线护理人员快速掌握。

本书编者分别为从事 PET/MR 检查一线工作的医生、技师和护士，衷心感谢大家在工作繁忙的同时对本书编写的支持！由于编者水平有限，书中难免存在疏漏与错误，恳请广大同仁批评指正！

卢　洁　韩斌如

首都医科大学宣武医院

2020 年 8 月

目录

第一章

一体化 PET/MR 设备及临床应用

正电子发射计算机断层成像（positron emission computed tomography，PET）是探测体内正电子湮灭辐射并进行断层显像的分子影像设备，能够反映机体分子代谢信息。磁共振成像（magnetic resonance imaging，MRI）不仅能够提供解剖结构信息，还能够提供功能影像信息，包括扩散加权成像（diffusion-weighted imaging，DWI）、灌注加权成像（perfusion weighted imaging，PWI）、磁共振波谱成像（magnetic resonance spectroscopy，MRS）等多种功能成像技术。一体化 PET/MR 克服了 PET 晶体与 MR 强磁场相关干扰的难题，实现了 PET 和 MR 成像两种模态影像同步采集和图像融合，在医学影像学领域具有里程碑式意义。

第一节　PET

PET 经历了正电子扫描机、正电子照相机及 PET 三个阶段，从 20 世纪 70 年代问世后到 20 世纪 90 年代前，主要在研究机构使用，20 世纪 90 年代开始在临床上使用，目前已经广泛应用于临床。

★ PET 设备构成

PET 设备由机架、扫描床、电子柜、计算机及软件系统构成。

机架是 PET 扫描仪的重要组成部分，由探测器环、棒源、隔板、射线屏蔽装置、事件探测系统、符合线路及激光定位器等组成，主要功能是采集 PET 数据（图 1-1）。

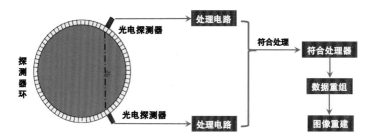

图 1-1　PET 图像的产生过程

探测器是 PET 扫描装置的基本单元，每个探测器由晶体和光电倍增管（photomultiplier tube，PMT）组成。晶体的性能及尺寸直接影响探测效率、能量分辨率、灵敏度和空间分辨率，目前 PET 探测器常用晶体有 BGO、LSO、LYSO 及 LBS。以镥为基础的晶体具有光子产额高且光子余辉时间短的优点，可以实现 PET 探测器的飞行时间（time of flight，TOF）技术，这种技术通过测量两个 γ 光子到达探测器环的时间差，根据光速估计湮灭事件在符合线路上的位置，从而判别和剔除体外的湮灭事件、散射事件和偶然符合事件，提高了定时精确度，缩小了符合电路的时间窗，降低了偶然符合事件发生的概率，因此，有利于提高图像质量。晶体将正电子湮灭辐射产生的 γ 光子射线能量吸收并转换成荧光光子，然后被 PMT 探测和放大，并将其送到电子线路，该电子线路对 PMT 探测和放大的光子进行光电转换、定位、甄别、传送，同时进行符合探测。

电子柜由计算机、输入和输出系统及储存系统等组成，主要进行图像重建，并对扫描源数据进行处理和储存。计算机接收采集和图像处理的指令，完成对探头和扫描床机械运动的控制，对采集的信号进行处理，执行各种误差校正，重建 PET 图像，对图像进行处理、分析，以及显示和储存。

★ PET 显像原理

PET 是利用正电子放射性核素（如 ^{18}F、^{11}C 等）标记的体内代谢所需的某种物质，由正电子核素发生衰变发射出正电子，正电子与体内的自由电子相互作用发生湮灭辐射，发射出方向相反、能量相等（511 keV）的两个 γ 光子。PET 探测器可以在一定时间窗内探测到这两个 γ 光子，确定这两个探测器间有一个湮灭事件，记录该事件，即为一个计数。γ 光子具有一定穿透力，PET 利用体外探测 γ 光子而得到的正电子核素断层分布图进行成像。PET 探头为环形，对探头各方向探测到的所有湮灭事件 γ 光子进行采集，获得容积数据。

★ PET 的采集计数类型

◆ 单个计数：是指每一个探头采集的计数。一个探头采集的计数需要通过符合线路才能成为符合计数，一般单个计数中只有 1%~10% 能成为符合计数。

◆ 真符合计数：是指两个探测器同时采集的来自同一个湮灭辐射事件的两个 γ 光子，且这两个光子均没有与周围物质发生作用而改变方向，反映了 PET 采集的有效计数。

◆ 随机符合计数：是指同一个湮灭辐射事件产生的两个 γ 光子出现的符合计数，随机符合计数增加图像本底，降低信噪比。

◆ 散射符合计数：是指 γ 光子在飞行过程中产生的康普顿散射，γ 光子与物质的一个电子作用，改变电子动能的同时也改变了 γ 光子的运动方向，如果这个光子与其相对应的另一个光子同时进入两个探测器，记录的计数为散射符合计数，这虽然是一次湮灭辐射事件，但反映的位置不准确。

★ PET 图像采集及重建

【PET 图像采集】

PET 图像采集包括发射扫描和透射扫描，目前主要采取发射扫描方式进行采集。发射扫描方式是对人体内正电子核素衰变后通过湮灭辐射产生的 γ 光子对进行采集，确定显像剂的位置及数量的过程。

发射扫描方式依据采集方式，分为静态采集和动态采集；依据采集范围，分为局部采集和全身采集；依据采集时间，分为早期显像和延迟显像。对运动脏器可以进行门控采集，如呼吸门控采集、心脏门控采集。

静态采集是临床最常用的显像方式，即将显像剂引入体内，经过一定时间，显像剂在体内分布达到平衡后进行采集；动态采集是在注射显像剂的同时进行连续数据采集，获得连续、动态的图像序列，观察显像剂在体内随时间和空间变化，研究显像剂在体内靶器官内的动态变化过程，如病变/脏器的显像剂首过效应。局部采集多用于某些脏器如脑、心脏或某部位的显像；全身采集主要用于恶性肿瘤的术前诊断、术前分期及疗效评价。

【PET 图像重建】

PET 图像重建可用滤波反投影法和有序子集最大期望值法（ordered subset expectation maximization，OSEM）。滤波反投影法属于解析变换方法类，优点是图像重建速度快、标准化摄取值（standardized uptake value，SUV）等计算准确，但会在放射性分布急剧变化的相邻部位出现明显的伪影。OSEM 属于代数迭代方法类，目前已基本取代滤波反投影法，优点是具有较高的分辨率和抗噪声能力，重建图像伪影少、病灶变形少，定位及定量分析准确。

人体对 γ 射线的衰减是影响 PET 图像质量的重要因素之一。单机 PET 设备使用 Ge-68 棒源进行图像衰减校正（attenuation correction，AC），利用外置 Ge-68 棒源先进行标准空扫，再对受检者进行透射扫描，在投射计数有限的情况下，对投射图先进行区域分割，然后在同一区域将衰减系数值平均化，再正向投射分割图像获得各点的投射校正分值进行 AC。PET/CT 设备问世后，PET/CT 的 PET 图像的 AC 不再使用棒源，而是使用 CT 透射扫描数据进行 PET 图像的 AC，利用 CT 获得组织密度特征计算 PET 的衰减系数；而一体化 PET/MR 设备是使用 MRI 图像数据进行 PET 图像的 AC，利用 MR 成像获得不同组织信号特点计算 PET 的衰减系数。

★ PET 的质量控制及性能评价

为保证 PET 扫描仪处于最佳工作状态，获得准确的诊断图像，必须对 PET 采集图像进行质量控制，一般包括空扫、符合计时校准、光电倍增管增益调节、归一化校准、井型计数器校准等。

◆ 空扫：是每个工作日显像前必须进行的质控项目，是在扫描视野内没有其他物品的条件下，棒源进行 360° 扫描，目的是监测 PET 探测器性能随时发生的飘移，并与透射扫描一起用于 PET 图像的 AC。

◆ 符合计时校准：采用低活度棒源，校准各个信道的符合时间差异。一般每周校准一次。

◆ 光电倍增管增益调节：包括位置增益调节和能量增益调节两部分。位置增益调节是校准晶体的光子信号与光电倍增管之间空间位置；能量增益调节是能量甄别阈窗与晶体光子信号之间的校准。建议每周校准一次。

◆ 归一化校准：采用棒源进行 360° 扫描，测量各滤波反投影法、OSEM 晶体的探测灵敏度差异，用以校正发射扫描数据。建议每 3 个月校准一次。

◆ 井型计数器校准：将图像放射性计算单位（counts/pixels）换算成井型计数器单位（Bq/m），计算得到这两个单位之间换算的校准参数，主要用于单位转换，对病变进行定量或半定量分析，如 SUV 值等。

美国电器制造商协会（National Electric Manufacturers Association，NEMA）于 1994 年制定了 PET 性能评价标准及测试方法（NEMA NU 2–1994），2001 年对其进行了更新，更新后版本为 NEMA NU 2–2001，目前国际上 PET 的性能评价多采用此标准。PET 性能参数测试主要包括空间分辨率、灵敏度、探测器效率、噪声等效计数率、时间分辨率及能量分辨率等。

★ **PET 临床应用**

PET 能够在活体水平下显示疾病的分子情况，临床主要应用于肿瘤、中枢神经系统疾病及心血管系统疾病等。

【肿瘤】

◆ 肿瘤的良、恶性鉴别：^{18}F-FDG PET 可以反映机体组织细胞利用葡萄糖的水平，是临床肿瘤代谢显像最常用的显像剂。大部分肿瘤如非小细胞肺癌、结直肠癌、恶性淋巴瘤表现为 ^{18}F-FDG 高摄取（图 1-2）；部分低级别胶质瘤、黏液腺癌、小细胞肺癌、原发性肝细胞癌、肾透明细胞癌表现为 ^{18}F-FDG 低摄取或不摄取。其他正电子药物肿瘤显像剂包

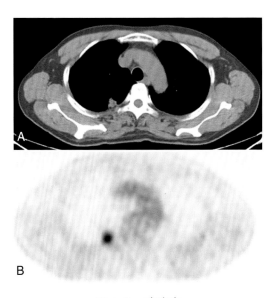

图 1-2　肺腺癌

患者男性，56 岁，体检发现右肺上叶胸膜下结节。胸部 CT 平扫横轴位纵隔窗显示右肺上叶尖段胸膜下结节（A）；^{18}F-FDG PET 显示病灶葡萄糖代谢增高（B），提示恶性病变。手术后病理结果为肺腺癌

括核苷酸代谢显像剂如 ^{18}F-氟胸腺嘧啶，乙酸盐代谢显像剂如 ^{11}C 标记的乙酸，乏氧显像剂如 ^{18}F-硝basic咪唑类显像剂，氨基酸类显像剂如 ^{11}C-蛋氨酸，也用于肿瘤的诊断与鉴别诊断。

◆ 寻找转移性肿瘤原发灶及肿瘤分期：PET 有助于寻找转移性肿瘤的原发病灶，指导组织穿刺活检。PET 能够了解全身情况，为不明原因的转移性肿瘤寻找原发病灶，明确原发肿瘤在全身的转移情况，尤其在显示淋巴结转移和远处转移方面具有优势（图 1-3）。^{18}F-FDG PET 是恶性肿瘤术前分期的首选方法。

◆ 定位肿瘤放疗生物靶区、疗效评估：制定放疗计划，最重要的是靶区勾画，PET 代谢可以反映恶性肿瘤组织的生物活性状态，是精准定位放疗靶区的重要手段。依据 ^{18}F-FDG PET 代谢图像勾画的生物靶区，获得更好治疗的同时，减少正常组织接受的辐射剂量，降低不良反应的发生率。^{18}F-FDG PET 有助于评估肿瘤化疗反应及疗效，是临床上评估恶性肿瘤早期治疗效果、鉴别术后复发与残留的重要手段（图 1-4）。

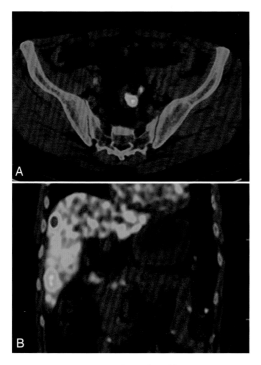

图1-3　直肠癌肝转移

患者男性，61岁，便中带血3个月，肠镜检查提示直肠癌。PET/CT横轴位融合图像显示直肠上段局灶性葡萄糖代谢异常增高，为原发肿瘤病变（A）；冠状位融合图像显示肝内葡萄糖代谢异常增高结节状病灶（B），提示肝转移

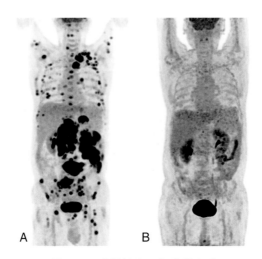

图 1-4　弥漫性大 B 细胞淋巴瘤

患者男性，59 岁，间断发热伴左侧锁骨上淋巴结无痛性肿大 3 个月，病理诊断为弥漫性大 B 细胞淋巴瘤。首诊 ^{18}F-FDG PET 全身 MIP 图像显示全身多发葡萄糖代谢异常增高灶（A）；化疗 6 个月后复查 ^{18}F-FDG PET 全身 MIP 图像显示原葡萄糖代谢异常增高灶消失（B），提示治疗有效

【中枢神经系统疾病】

◆　脑缺血性疾病：由急性或慢性脑血流灌注减低引起的中枢神经系统疾病。^{18}F-FDG PET 可以评估局部脑葡萄糖代谢情况，^{13}NH$_3$-H$_2$O 脑血流灌注显像可反映脑血流灌注情况。^{13}NH$_3$-H$_2$O 的物理半衰期极短（10 分钟），因此，可同日完成 ^{18}F-FDG 脑代谢联合 ^{13}NH$_3$-H$_2$O 脑血流灌注显像，首先行 ^{13}NH$_3$-H$_2$O 脑血流灌注显像，间隔 1 小时后行 ^{18}F-FDG

脑代谢显像，全面评估患者脑血流和脑代谢情况（图1-5）。

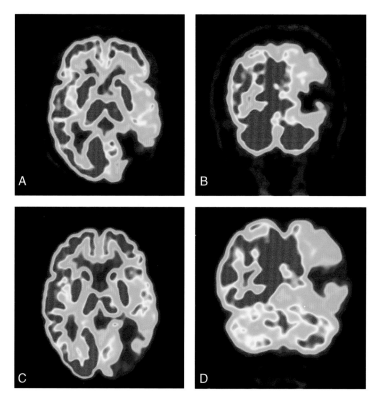

图1-5　缺血性脑血管病

患者女性，80岁，反复头晕伴言语不清2年，临床诊断为缺血性脑血管病。^{13}NH$_3$-H$_2$O PET横轴位（A）及冠状位（B）显示左侧颞叶、枕叶血流灌注明显减低；^{18}F-FDG PET横轴位（C）及冠状位（D）显示左侧颞叶、枕叶葡萄糖代谢明显减低，右侧小脑葡萄糖代谢减低，考虑交叉失联络

◆ 阿尔茨海默病（Alzheimer's disease，AD）：一种神经退行性疾病，最常见的早期症状为逆行性遗忘，随着病程进展症状加重。AD 的 ^{18}F-FDG PET 特点为以双侧顶叶和后颞叶为主的大脑皮层葡萄糖代谢对称性减低（图 1-6）。此外，PET 检查还可通过对 AD 患者的 β- 淀粉样蛋白（amyloid-β，Aβ）斑块、Tau 蛋白进行靶向显像，进行早期诊断和鉴别诊断。

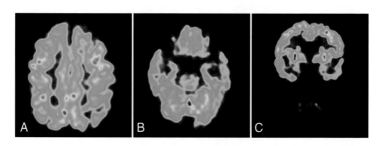

图 1-6 阿尔茨海默病

患者女性，87 岁，记忆力减退伴性格行为异常 6 年，临床诊断为 AD。^{18}F-FDG PET 横轴位（A、B）及冠状位（C）显示双侧额叶、顶叶、颞叶葡萄糖代谢对称性减低

◆ 癫痫：大脑神经元突发性异常放电，导致短暂大脑功能障碍的一种疾病。颞叶癫痫是局灶性难治性癫痫最常见类型，病理改变为海马硬化或局灶性脑皮质发育不良，发作间期 PET 图像表现为致痫灶葡萄糖代谢减低（图 1-7）。

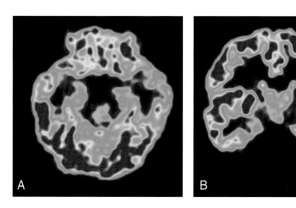

图 1-7　癫痫

患者女性，19 岁，发作性抽搐 14 年，临床诊断癫痫。发作间期 ^{18}F-FDG PET 横轴位（A）及冠状位（B）显示左侧颞叶葡萄糖代谢减低，提示为致痫灶

◆ 帕金森病（Parkinson's disease，PD）：一种影响中枢神经系统的慢性疾病，主要影响运动神经系统。症状通常随时间推移缓慢出现，早期主要为颤抖、肢体僵硬、运动功能减退和步态异常。病理改变为中脑黑质多巴胺能神经元变性，引起纹状体多巴胺含量减少。PET 显像能在解剖

结构发生改变之前早期发现异常，^{18}F-AV133 PET 显像可以显示 PD 患者多巴胺能神经元功能，帮助临床早期明确诊断（图 1-8）。

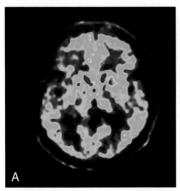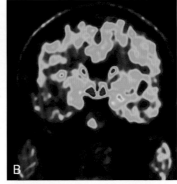

图 1-8　帕金森病

患者男性，64 岁，右手不自主抖动 10 年，临床诊断为 PD。^{18}F-AV133 PET 横轴位（A）及冠状位（B）显示双侧壳核放射性摄取明显减低，右侧为著

【心血管系统疾病】

PET 显像对心肌的生理、生化等变化均具有较高的敏感性，注射不同 PET 显像剂，可显示心肌血流灌注、测定心肌能量代谢（如葡萄糖）、评估心肌缺血、明确有无存活心肌及临床疗效评价。PET 显像还可评价心血管系统疾病的炎性过程，对判断血管斑块性质有重要价值。

第二节 MR

1946 年美国斯坦福大学的 Felix Bloch 和哈佛大学的 Edward Purcell 同时独立发现了磁共振现象（MR 现象），共同获得了 1952 年的诺贝尔物理学奖，1967 年 Jasper Johns 等人成功检出动物体内的氢、磷和氮等 MR 信号，1979 年以后 MR 成像技术全面发展。MRI 检查与其他检查方式相比，具有多参数、多序列、多方位成像、组织分辨率高、无辐射等优点，目前已广泛用于人体各系统疾病的诊断。

★ MR 成像设备构成

MR 成像设备主要由磁体系统、梯度磁场系统、射频系统、计算机及图像处理系统等构成。

MR 磁体分为常导型、永磁型、超导型和混合型。前两者磁场稳定性差，超导型磁场稳定而均匀，不受外界温度影响，目前中高场强 MR 均采用超导型磁体。MR 性能指标包括主磁场的强度、均匀度、稳定性等。静磁场由主磁体产生，又称主磁场。主磁场的强度决定了 MR 系统性能。目前临床应用主磁场强度为 1.5 T 及 3.0 T，3.0 T 以上用于科研。MR 成像对主磁场的均匀度要求很高，成像范围内的磁场均匀度决定图像空间分辨力和信噪比。

MR 梯度磁场系统由梯度线圈、梯度放大器、数模转换器、梯度控制器、梯度冷却系统组成。梯度线圈安装于主磁体内，主要进行空间定位编码、产生回波、施加扩散加权梯度场、进行流动补偿等。

MR 射频系统作为 MR 信号的激励和采集系统，发射射频脉冲，使磁化的氢质子吸收能量产生共振，并接收氢质子在弛豫过程中释放的能量，从而产生 MR 信号。射频线圈按功能分为发射线圈和接收线圈，发射线圈发射射频脉冲激发人体内的氢质子发生共振，接收线圈接收人体弛豫发出的MR 信号。接收线圈与 MR 图像信噪比密切相关，距离检查部位越近，接收到的信号越强；线圈内体积越小，接收的噪声越低，分为容积线圈、表面线圈、体（腔）内线圈、相控阵线圈（图 1-9）。

MR 计算机系统控制脉冲激发、信号采集、数据运算和图像显示等功能。

其他 MR 成像辅助设施包括检查床、液氮及水冷却系统、空调、图像存储和打印机等。

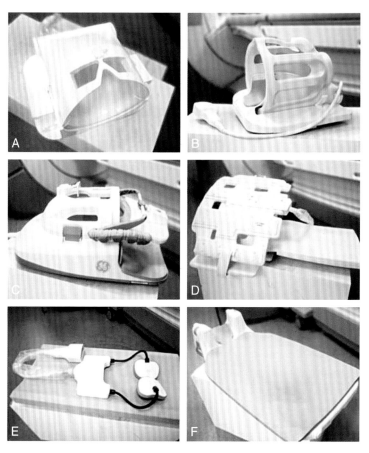

图 1-9　MR 成像各部位专用线圈

32 通道头部线圈（A）、8 通道线圈笼式头部线圈（B）、8 通道头颈联合线圈（C）、8 通道体部线圈（D）、8 通道颈部软组织线圈（E）、8 通道全脊柱线圈（F）

★ MR 成像基本原理

MR 成像最常用的原子核是氢质子，磁化率最高，在人体组织广泛存在。人体内每个氢质子为一个小磁体，质子排列混乱，磁化矢量相互抵消，因此，不产生宏观磁化矢量。当进入主磁场后，质子自旋产生的磁场与主磁场平行排列，且绕着主磁场轴进行旋转摆动，这种旋转称为进动。当用频率与质子进动频率相同的射频脉冲激励原子核时，射频脉冲的能量传递给处于低能级的质子，低能级的质子获能后跃迁至高能级，这种现象称为 MR 现象。

射频脉冲的能量使宏观磁化矢量发生偏转，当射频脉冲关闭后，偏转的宏观磁化矢量又逐渐恢复平衡状态，这个过程所需时间称为弛豫时间。弛豫分为两个部分：纵向磁化矢量逐渐恢复至最大值（平衡状态）称为纵向弛豫，即 T_1 弛豫，恢复到最大值的 63% 所需时间为 T_1 值；横向磁化矢量逐渐减小至消失称为横向弛豫，即 T_2 弛豫，衰减到最大值的 37% 所需时间为 T_2 值。人体不同组织的质子含量不同，T_1 值及 T_2 值也不同：重点突出组织某一方面特性，而尽量抑制其他特性对信号的影响，即加权成像技术。重点突出组织 T_1 弛豫差别，即 T_1 加权像（T_1 weighted image，T_1WI）；重点突出组织 T_2 弛豫差别，即 T_2 加权像（T_2 weighted image，T_2WI）（图 1–10）。

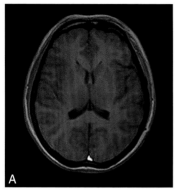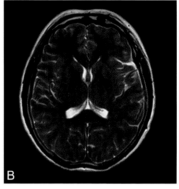

图 1-10 正常颅脑 MRI

T_1WI 横轴位（A）显示脑脊液呈低信号，脑白质的信号高于灰质；T_2WI 横轴位（B）显示脑脊液呈高信号，脑白质的信号低于灰质

★ **MR 成像临床应用**

　　MR 成像不仅能显示组织器官的形态改变，而且能反映其功能变化，包括结构成像和功能成像。

【MR 结构成像】

　　MR 结构成像主要包括常规 T_1WI、T_2WI、T_2 液体衰减反转恢复（fluid attented inversion recovery，FLAIR）、脂肪抑制、水成像、血管成像等。T_1WI、T_2WI 临床应用最广泛，T_2-FLAIR 序列可抑制自由水的高信号，而脂肪抑制序列使脂肪组织的信号受到抑制，合理使用水抑制或脂肪抑制技术可以提高病变检出率。磁共振血管成像（magnetic resonance angiography，MRA）根据是否应用对比剂，分为无须对比剂的时间飞跃法 MRA（time of flight MRA，TOF–MRA）和对比增强 MRA（contrast enhanced MRA，CE–MRA），能够清晰显示血管的形态及管腔狭窄程度（图 1–11）。

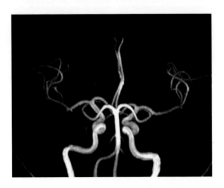

图 1–11　头颅 TOF–MRA

显示双侧颈内动脉颅内段、大脑前中后动脉、椎基底动脉未见明确狭窄及闭塞

化学位移成像也称同相位（in phase）/反相位（out of phase）成像，基于水分子和脂肪中质子的化学位移效应，判断组织或病灶内是否含有脂质成分，多用于腹部脏器，若病变内含有脂肪变性，同相位为高信号，反相位为低信号（图 1–12）。

磁共振水成像包括磁共振胰胆管成像（magnetic resonance cholangiopancreatography，MRCP）、磁共振尿路成像（magnetic resonance urography，MRU）、磁共振脊髓成像（magnetic

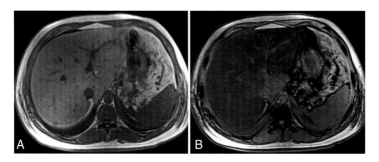

图 1-12 脂肪肝

患者男性，59 岁，血脂升高 15 年。腹部 MR T_1WI 横轴位双回波序列同相位显示肝实质呈均匀高信号（A），反相位显示肝实质信号明显均匀减低（B），提示脂肪肝

resonance myelography，MRM）等，采用特殊加权（长 TE、重 T_2WI）突出水信号，使含水器官清晰显影（图 1-13）。

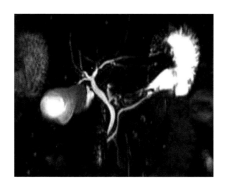

图 1-13 肝 MRCP

肝内外胆管、胆囊及胰管未见异常

【MR 功能成像】

广义 MR 功能成像包括利用水分子扩散特性进行成像的 DWI、扩散张量成像（diffusion tensor imaging，DTI）、扩散峰度成像（diffusion kurtosis imaging，DKI）、PWI、磁共振波谱（MR spectroscopy，MRS）成像、化学交换饱和转移（chemical exchange saturation transfer，CEST）、血氧水平依赖功能磁共振成像（blood oxygen level dependent functional magnetic resonance imaging，BOLD-fMRI）。狭义 MR 功能成像指 BOLD-fMRI 技术，利用脱氧血红蛋白作为一种内源性的对比剂，反映血流动力学及血氧含量的改变，进而反映组织的功能改变。

◆ DWI 主要用于诊断急性期脑梗死（图 1-14），具有很高的敏感性和特异性，也有助于脑内良恶性肿瘤的鉴别诊断。

◆ DTI 可以无创显示活体脑组织微结构及纤维束解剖连接（图 1-15）。

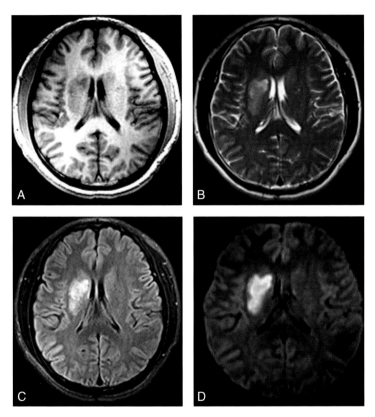

图 1-14 急性脑梗死

患者男性，40 岁，突发左侧肢体无力 1 天。头颅 MRI 显示右侧放射冠异常信号，横轴位 T_1WI 病灶为低信号（A），T_2WI（B）、FLAIR（C）及 DWI（D）均为高信号，提示急性期脑梗死

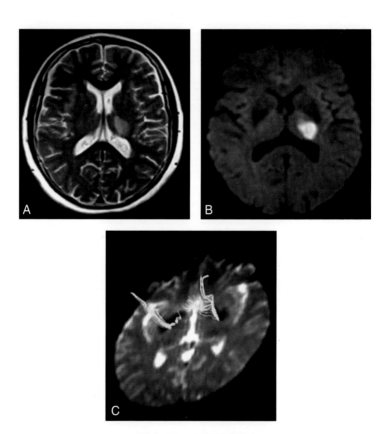

图 1-15 急性脑梗死

患者男性，59 岁，突发右侧肢体无力 12 小时。头颅 MRI 显示左侧内囊后肢及丘脑异常信号，横轴位 T_2WI（A）及 DWI（B）病灶为高信号，提示急性脑梗死，DTI 纤维束追踪（C）显示左侧皮质脊髓束从梗死灶穿过，纤维束大部分中断破坏

◆ DKI 技术是 DTI 技术的延伸，能够量化组织中的非高斯扩散程度，更加真实地反映组织微观结构的变化。目前 DKI 和 DTI 技术主要应用于中枢神经系统疾病，如脑梗死、脑肿瘤、脑损伤等。

◆ MR 脑灌注成像主要有两种：对比剂首次通过法需要注射 MR 对比剂，参数包括脑血流量（cerebral blood flow，CBF）、脑血容量（cerebral blood volume，CBV）、平均通过时间（mean transit time，MTT）和达峰时间（time to peak，TTP），主要应用于对缺血性半暗带和肿瘤血流灌注的评估（图 1-16）；动脉自旋标记法（arterial spin labeling，ASL）无须注射对比剂，而是利用动脉血液的氢质子作为内源性对比剂，通过获得受标记的氢质子流经受检组织引起组织的信号强化变化，反映脑组织的血流动力学变化，在评价缺血性脑血管病、脑肿瘤等病变方面具有优势。

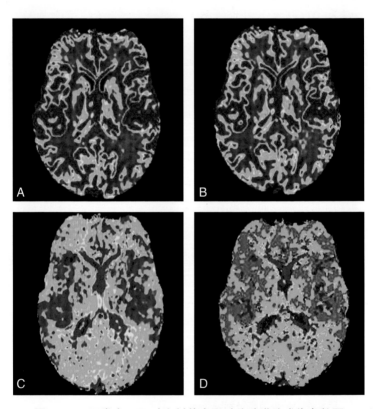

图 1-16 正常人 MR 对比剂首次通过法脑灌注成像参数图

双侧大脑半球各脑区皮层、白质及基底节区 CBF（A）及 CBV（B）对称，MTT（C）及 TTP（D）对称未见延迟

◆ MRS 成像是目前能够无创进行活体化学物质性质检测的唯一方法，利用氢质子（^1H）进行波谱成像，由于 ^1H 在不同化合物中的共振频率存在差异，所以在谱线中共振峰的位置不同，从而可判断化合物的性质，共振峰的峰高和面积反映化合物浓度，可以进行定量分析（图 1-17），临床主要用于脑肿瘤、代谢性疾病的诊断和鉴别诊断。

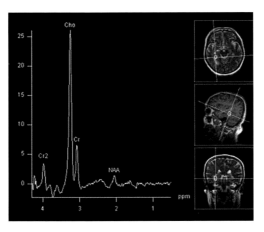

图 1-17　脑胶质瘤

患者男性，55 岁，突发四肢抽搐 5 个月。右侧颞枕叶病变，^1H-MRS 显示右侧颞枕叶病变区 Cho 峰明显升高，NAA 峰明显减低，提示胶质瘤。手术病理结果为高级别胶质瘤

◆ fMRI 可根据有无特定任务刺激，分为任务态 fMRI 和静息态 fMRI，可以无创直观反映相关脑皮层的功能变化，主要应用于脑疾病病理生理机制和脑科学研究。

第三节 一体化 PET/MR

PET/MR 发展经历了三个阶段：PET 和 MR 分室分体机、PET 和 MR 同室分体机、PET 和 MR 同室同机（一体化 PET/MR）。一体化 PET/MR 在 3.0 T MR 设备平台上，将 PET 探测器嵌入 MR 的体线圈和梯度线圈之间，将二者有机地结合起来。

★ 一体化 PET/MR 设备构成

一体化 PET/MR 硬件组成主要包括机架、检查床和控制台三部分。此外，有配套的线圈、机柜及后处理工作站部分。

◆ 机架内包含 PET 和 MR 两部分，其基本结构由内向外依次为 MR 体线圈、PET 探测器模块、MR 梯度线圈、主磁场线圈和磁场屏蔽线圈。MR 主磁体孔径为 70 cm，PET 探测器直径为 60 cm，最大轴向范围为 25 cm。MR 体线圈组成包括 MR 射频体部线圈、PET 探测器模块、MR 射频屏蔽和支撑肋。PET 探测器模块组成包括光导射频屏蔽模块、LBS 闪烁晶体、SiPM 硅光电倍增管、热耦合垫片和铝制固定垫片。光导射频屏蔽模块去除 MR 的电磁干扰，LBS 闪烁晶体阻截光子，SiPM 硅光电倍增管将光子信号转化为电信号，热耦合垫片进行热传导和保持探测器恒温，铝制固定垫片固定探测器模块。

◆ 主要线圈包括头颈联合线圈、头部线圈、乳腺线圈、体部线圈及柔线圈（图 1–18）。

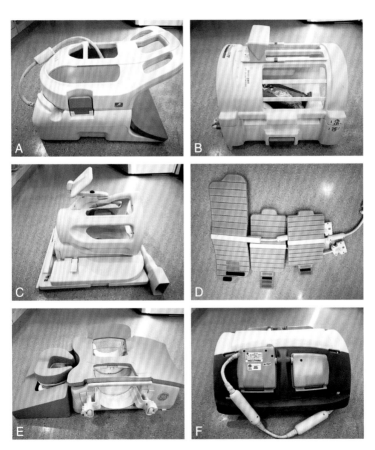

图 1–18 一体化 PET/MR 线圈

19通道头颈联合线圈（A）、8通道头部线圈（B）、分离式头部线圈（C）、16通道大中小柔线圈（D）、8通道乳腺线圈（E）、16通道体部线圈（F）

◆ 控制台由显示器和键盘组成，扫描控制台键盘包括用于显示器的启动扫描、移动检查床及患者与操作员交流的控制按钮。

◆ 设备机柜室放置 MR 射频机柜、PET 机柜、传导板柜、热交换柜、PET 水冷机、氦压机和磁体检测器等：MR 射频机柜提供系统射频梯度及设备信号的发生和控制；PET 机柜包含 PET 电源装置和 PET 重建计算机；传导板柜内包含其他辅助电源；热交换柜用于系统的风冷和水冷制冷；PET 水冷机用于冷却 PET 探测器；氦压机通过氦气控制磁体压力；磁体监测器可观察磁体压力和液氦液面。

◆ 图像后处理系统处理传输到后处理工作站的图像数据，后处理工作站要求是大容量、大内存、有快速的运算能力的硬件及配套后处理软件，多采用小型化、高性能的计算机。

★ 一体化 PET/MR 同步成像的硬件基础

一体化 PET/MR 将 PET 与 MR 成像两种技术整合在一起，将整环 PET 探测器嵌入传统 MR 成像系统的梯度线圈和体线圈。在射频线圈和梯度线圈发射射频脉冲和梯度脉冲的同时，PET 探测器接收正电子衰变后发射的 γ 光子，由此实现完全等视野、等中心的成像。一体化 PET/MR 设备的 MR 成像系统由于 PET 探测器的嵌入，射频发射线圈和梯度线圈通常需要大幅改进，在保证 MR 性能的前提下减少器件厚度，为 PET 探测器留出安装空间，孔径通常减小至 60 cm。

一体化 PET/MR 系统集成的核心难点是如何实现 MR 成像硬件和 PET 硬件的兼容性，使用的闪烁晶体必须具有较低的磁敏感性，而传统闪烁晶体如硅酸镥钇、硅酸钇的磁敏感性较高，影响 MR 磁场的均匀性，容易产生伪影。基于硅光电倍增管的盖革模式探测器尺寸小、工作电压低、结构紧凑、对磁场低敏感，能量分辨率及时间分辨率均优于雪崩光电二极管（avalanche photodiode，APD），成为一体化 PET/MR 设备首选的光电转换探测器。

★ 一体化 PET/MR 图像采集

一体化 PET/MR 扫描包括局部扫描和全身扫描，局部扫描主要是指神经系统、心脏等单部位检查；全身扫描需要 5 ~ 6 个床位，每个床位先设定 PET 参数，然后再进行该床位的 MRI 序列设定，每个床位的 PET 扫描依据该床位 MRI 序列的总时间设定 PET 采集时间，MRI 扫描序列主要包括横轴位 T_1WI、T_2WI、DWI 及局部动态增强扫描。

★ 一体化 PET/MR 图像重建和衰减校正

一体化 PET/MR 的 PET 图像重建使用 OSEM，但在优化图像质量上增加了更多选择，如 TOF 和点扩散函数（point spread function，PSF）。TOF 在提高图像信噪比、降低扫描时间的同时降低患者的注射剂量；PSF 是 PET 图像重建中另外一种技术，已逐渐替代传统的线源扩散函数，可以显著提高图像边缘视野空间分辨率。一体化 PET/MR 的 PET 图像主要基于 MRI 获得空气、肺、脂肪、软组织、骨五种人体组织分割法进行 AC。一体化 PET/MR 工作站进行 PET 图像和 MRI 不同序列图像的匹配和融合，得到不同断面的 PET、不同序列 MRI、相应 PET/MR 融合图像。

★ 一体化 PET/MR 临床应用

一体化 PET/MR 联合 PET 和 MRI 多模态影像信息，具有广阔的临床应用前景，尤其对于脑疾病具有独特优势。

【神经退行性疾病】

◆ AD：一种常见的神经退行性疾病，诊断方法通常包括神经影像学检查、认知能力评估、血液学和脑脊液检测等。老年斑和神经原纤维缠结是 AD 的重要病理特征，其中 Aβ 在大脑过度产生、聚集成老年斑，Tau 蛋白过度磷酸化后错误折叠形成神经原纤维缠结，这两种致病蛋白的影像学评估是研究热点。MRI 显示有脑结构和功能改变。PET/MR 成像可以全面显示 AD 患者脑部结构、功能、Aβ 及 Tau 蛋白沉积情况，从而帮助临床进行早期诊断（图 1-19）。

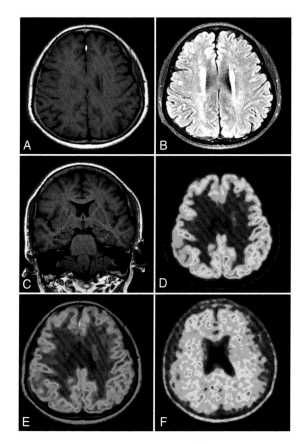

图 1-19　轻度阿尔茨海默病

患者女性，66 岁，主诉记忆力下降 2 年余，临床诊断为轻度 AD。^{18}F-FDG PET/MR 成像横轴位 T_1WI 显示脑实质未见明确异常（A），T_2-FLAIR 显示脑实质内多发点状高信号（B），冠状位 T_1WI 显示双侧海马轻度缩小（C），^{18}F-FDG PET（D）及 PET/MR 融合图（E）显示右侧顶叶皮层葡萄糖代谢减低，^{18}F-AV45 PET 显示双侧额、顶叶皮层摄取，右侧为著（F）

◆ PD：一种神经系统变性疾病，病理特征是黑质多巴胺能神经元变性缺失，使多巴胺含量不可逆下降，临床表现主要为静止性震颤、运动迟缓、肌强直和姿势步态异常等。PET/MR 成像能够显示 PD 患者的脑结构改变、相关葡萄糖代谢模式、多巴胺能神经元受损情况，从而进行早期诊断和鉴别诊断（图 1–20）。

【癫痫】

药物难治性癫痫患者常需手术治疗，因此，术前无创精准定位具有重要价值，MRI 是癫痫患者术前定位致痫灶的首选检查，但约 20% 患者表现为 MRI 阴性，而 ^{18}F-FDG PET 却有很高敏感性，尤其对 MRI 阴性患者（图 1–21）。PET/MR 成像对于难治性癫痫比单一 MRI 或 PET 的检出率更高，可帮助临床制定手术方案，改善患者预后。

【全身肿瘤】

◆ 脑肿瘤：PET 氨基酸类放射性示踪剂 ^{18}F-FET 可反映脑肿瘤氨基酸代谢程度：在肿瘤组织摄取量较高，而正常脑组织摄取量相对较低，有助于脑胶质瘤的诊断。^{18}F-FET PET 和 MRI 检查结合，能够准确判断肿瘤边界、指导术前穿刺活检定位，有利于手术精确切除肿瘤，减少切缘组织残留及术后复发（图 1–22）。

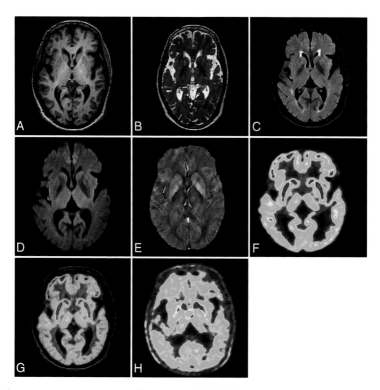

图 1-20 帕金森病

患者女性，66岁，左下肢肢体不自主抖动4年，临床诊断为 PD。
¹⁸F-FDG PET/MR 成像横轴位 T₁WI（A）、T₂WI（B）、DWI（D）显示脑
实质未见明显异常信号，T₂-FLAIR 显示双侧侧脑室旁片状高信号（C），
定量磁敏感加权像显示双侧壳核铁沉积未见异常（E），¹⁸F-FDG PET（F）
及 PET/MR 融合图（G）显示右侧颞枕、左侧额颞枕葡萄糖代谢减低，
¹⁸F-AV133PET 显示双侧壳核摄取不对称减低，以后部为著（H）

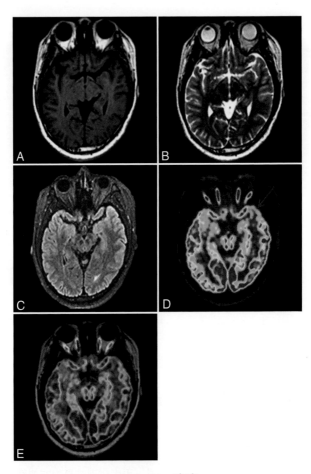

图1-21 癫痫

患者男性，20岁，发作性意识丧失伴抽搐7年，临床诊断癫痫。
^{18}F-FDG PET/MR成像横轴位T_1WI（A）、T_2WI（B）、T_2-FLAIR（C）
显示脑实质未见异常信号，^{18}F-FDG PET（D）及PET/MR融合图（E）
显示左侧颞叶葡萄糖代谢减低（红色箭头），提示致痫灶

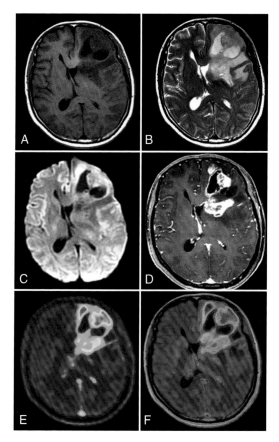

图 1-22 左侧额叶胶质母细胞瘤

患者女性，49 岁，头痛伴呕吐 6 个月，手术病理结果为左侧额叶胶质母细胞瘤。[18]F-FET PET/MR 成像显示左侧额叶及侧脑室旁囊实性肿块，横轴位 T_1WI 呈混杂稍低信号（A），T_2WI 呈混杂高信号（B），DWI实性部分呈稍高信号，囊性部分呈低信号（C），增强扫描实性部分呈明显强化（D），[18]F-FET PET（E）及 PET/MR 融合图（F）显示实性部分代谢明显增高

◆ 颈部恶性肿瘤：颈部恶性肿瘤（如喉癌及下咽癌等）术前需要评估病变的形态结构、信号及代谢情况，MRI 能充分显示喉软骨的骨化方式，对肿瘤浸润喉软骨有较高的敏感度，PET 能够提供肿瘤代谢信息，反映肿瘤增生活跃程度，PET/MR 成像的综合信息有助于明确诊断（图 1-23）。颈部淋巴转移是影响颈部恶性肿瘤预后的主要因素，MRI 检出的淋巴结转移存在假阳性，PET/MR 成像可通过淋巴结的形态结构及代谢综合判断，提高诊断淋巴结转移的准确性。

◆ 肺癌：MRI 肺部小结节的检出率不如 CT，但目前 PET/MR 成像使用零回波时间序列，可提高 MRI 肺组织图像分辨率，有助于检出小病灶，能够显示肺部占位及纵隔淋巴结转移，对肺癌患者的 T、N 分期的意义与 PET/CT 无显著差异（图 1-24）。

◆ 乳腺癌：常见的恶性肿瘤，约占女性肿瘤的 30%。MRI 具有很好的软组织分辨率，且无电离辐射，适用于乳腺检查。PET/MR 成像能够鉴别乳腺良恶性肿块，对临床分期也有重要价值（图 1-25）。

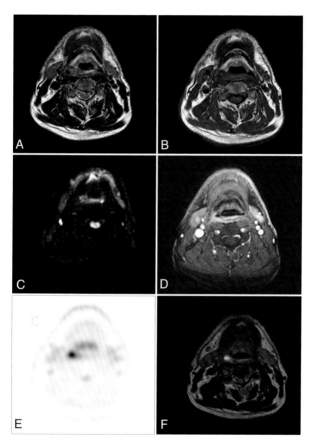

图 1-23　右侧梨状窝鳞癌

患者男性，52 岁，咽部异物感 1 个月，病理结果为右侧梨状窝鳞癌。^{18}F-FDG PET/MR 成像显示右侧梨状窝处软组织增厚，横轴位 T_2WI 呈稍高信号（A），T_1WI 呈稍低信号（B），DWI 呈高信号（C），增强 T_1WI 呈明显强化（D），^{18}F-FDG PET 横轴位（E）及 PET/MR 融合图（F）显示病灶葡萄糖代谢明显增高

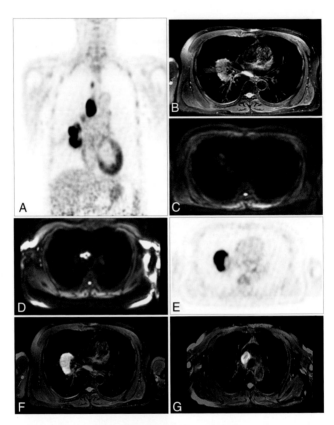

图 1-24　右肺中心型肺癌

患者男性，57 岁，痰中带血半年余，支气管镜检查提示右肺中心型肺癌。^{18}F-FDG PET/MR 成像 PET MIP 图显示右肺门肿块影呈明显高代谢（A），MRI 横轴位 T_2WI 呈高信号（B），DWI 呈稍高信号（C），^{18}F-FDG PET（E）及 PET/MR 融合图（F）呈明显高代谢；纵隔 4R 区肿大淋巴结 DWI 呈明显高信号（D），PET/MR 融合图显示葡萄糖代谢明显增高（G），提示转移

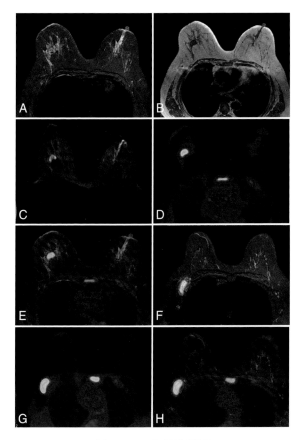

图 1-25　右侧乳腺癌

患者女性，64岁，右侧乳腺肿物伴右腋窝淋巴结肿大7个月。^{18}F-FDG PET/MR成像显示右侧乳腺结节影，MRI横轴位 T_2WI 呈稍高信号（A），T_1WI 呈低信号（B），DWI呈高信号（C），PET横轴位（D）及PET/MR融合图（E）显示葡萄糖代谢明显增高。右侧腋下可见肿大淋巴结，T_2WI 呈高信号（F），PET横轴位（G）及PET/MR融合图（H）显示葡萄糖代谢明显增高，提示淋巴结转移

◆ 腹部恶性肿瘤：PET/MR 成像提供 MR 多模态、多参数成像，并且融合 PET 代谢信息，对腹部恶性肿瘤如肝癌、胰腺癌（图 1-26）等疾病的诊断、鉴别诊断、术前 TNM 分期、指导手术完全切除肿瘤均有重要意义。

◆ 妇科肿瘤：PET/MR 成像在妇科肿瘤的应用主要为鉴别肿瘤的良恶性、肿瘤的分期、检测复发灶及转移灶，对子宫内膜癌及宫颈癌 T 分期的准确度显著高于 PET/CT（图 1-27）。

◆ 前列腺癌：老年男性最常见的恶性肿瘤之一。PET/MR 成像对前列腺癌诊断准确率高达 98%，对淋巴结检出的灵敏性为 65.9%，特异度为 98.8%，准确率为 88.5%，能检测出直径仅 5 mm 的转移性淋巴结，优于其他影像学手段。

◆ 淋巴瘤：淋巴瘤患者通常在化疗后需要进行疗效评价，且大多数需要多次评估，由于 PET/ MR 成像没有 PET/CT 的电离辐射，更加适用于淋巴瘤患者的随访。

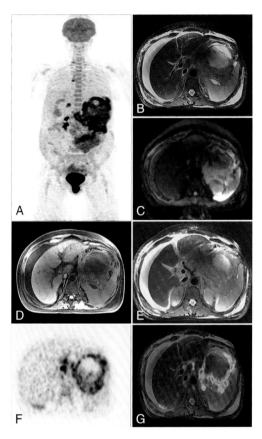

图 1-26　胰腺囊腺癌伴腹膜、大网膜及淋巴结转移

患者女性，43岁，腹痛1年余，临床诊断为胰腺囊腺癌伴腹膜、大网膜及淋巴结转移。^{18}F-FDG PET/MR 成像显示胰腺体尾部囊实性占位，MRI 横轴位 T_2WI 实性部分呈等信号（B、E），DWI 呈稍高信号（C）、T_1WI 呈等信号（D），^{18}F-FDG PET MIP 图（A）及横轴位（F）及 PET/MR 融合图（G）显示实性部分葡萄糖代谢明显增高，腹腔内可见多发肿大淋巴结，葡萄糖代谢明显增高

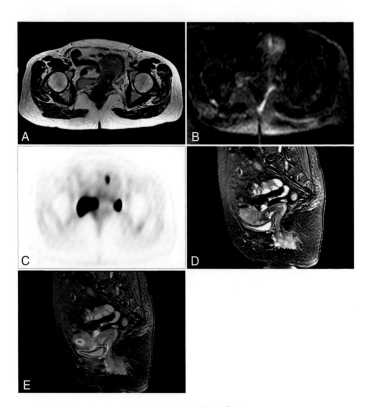

图 1-27　子宫内膜癌

患者女性，81 岁，子宫内膜癌。^{18}F-FDG PET/MR 成像显示子宫内膜局部增厚，MRI 横轴位 T$_2$WI（A）及 T$_2$WI 矢状位（D）呈稍高信号，DWI 呈高信号（B），PET 横轴位（C）及矢状位 PET/MR 融合图像（E）显示病灶葡萄糖代谢明显增高

【心血管系统疾病】

PET/MR 成像能够同时提供心肌 PET 代谢功能信息和 MRI 形态信息，对检测心肌水肿、心肌运动和灌注缺损提供了可靠手段；MRI 延迟增强显示心肌瘢痕的敏感性高，葡萄糖高代谢是心肌炎性活动的标志，联合检查能够准确鉴别心肌瘢痕和炎症组织，指导临床治疗和监测疗效。此外，PET/MR 成像对鉴别心脏良恶性肿瘤也具有重要意义。

（宋天彬　郭　坤　安彦虹　卢　洁）

—— 参考文献 ——

[1] TOGHYANI M, GILLAM J E, MCNAMARA A L, et al. Polarisation-based coincidence event discrimination: an in silico study towards a feasible scheme for Compton-PET[J]. Phys Med Biol, 2016, 61（15）: 5803-5817.

[2] 田嘉禾, 郭启勇. PET/MR [M]. 北京: 人民卫生出版社, 2020.

[3] IZQUIERDO G D, HANSEN A E, FÖRSTER S, et al. An SPM8-based approach for attenuation correction combining segmentation and nonrigid template formation: application to simultaneous PET/MR brain imaging[J]. J Nucl Med, 2014, 55（11）: 1825-1830.

[4] 田德峰, 杨宏伟, 庄静文, 等 . 一体化 PET/MR 不同衰减校正方式定量准确性分析及图像质量评估 [J]. 中国医学装备, 2019, 16(6): 16–19.

[5] SEKINE T, BURGOS N, WARNOCK G, et al. Multi atlas-based attenuation correction for brain FDG-PET imaging using a TOF-PET/MR scanner-comparison with clinical single atlas-and CT-based attenuation correction[J]. J Nucl Med, 2016, 57(8): 1258–1264.

[6] 卢洁, 赵国光 . 一体化 PET/MR 实操手册 [M]. 北京: 人民卫生出版社, 2019.

[7] 卢洁, 赵国光 . 一体化 PET/MR 操作规范和临床应用 [M]. 北京: 人民卫生出版社, 2017.

第二章

一体化 PET/MR 检查药物

PET/MR 检查药物包括 PET 显像剂和 MR 对比剂。PET 检查必须使用显像剂，而 MR 对比剂则根据检查目的和病变情况而定。PET/MR 检查可以联合应用 PET 显像剂和 MR 对比剂，二者互不影响，能够全面反映病变情况。PET 显像剂注入人体后参与特定脏器的生理过程，或结合于特定靶向组织，PET 扫描显示药物的体内分布信息，从而进行疾病诊断和疗效监测。MR 对比剂能够提高图像信噪比和噪声比，有利于病灶检出和定性诊断，此外，主要用于 MRA。

第一节　PET 显像剂

PET 显像剂是用正电子放射性核素标记的示踪剂，常用的放射性核素包括 ^{18}F、^{11}C、^{13}N 及金属核素 ^{68}Ga、^{64}Cu 等。根据我国 2006 年《医疗机构制备正电子类放射性药品管理规定》，持有第 Ⅲ 类和第 Ⅳ 类《放射性药品使用许可证》的医疗机构，可以在医疗机构内部制备正电子放射性核素标记示踪剂，其中持有第 Ⅳ 类许可证的单位可以制备新药。

不同的 PET 显像剂在体内代谢动力学过程不同，使用方法也有所不同，在护理工作中应注意注射剂量、注射速度、注射后等待时间、PET 图像采集时间等。PET 显像剂注射剂量与半衰期和分布动力学相关，分为按体重给药和固定剂量两种，通常体部检查根据体重给药，而脑部多采用固定剂量。注射速度根据制剂形式，含有乙醇等的助溶剂应减慢注射速度，以降低对静脉血管的刺激；注射后等待时间参照显像剂分布动力学。PET 图像采集时间依赖目标器官放射性计数，要求达到足够靶 / 本底比。

下面介绍常用的正电子放射性核素标记的显像剂。

★ ^{18}F 标记显像剂

放射性核素 ^{18}F 是应用最广的正电子核素，^{18}F 标记的正电子类放射性药物在肿瘤、心血管系统疾病及神经疾病广泛应用，临床常用的 ^{18}F 标记 PET 显像剂包括：葡萄糖代谢显像剂 2-fluorine-18-fluoro-2-deoxy-D-glucose（^{18}F-FDG）、氨基酸代谢显像剂 O-｛2-[^{18}F]fluoroethyl｝-L（^{18}F-FET）、骨代谢显像剂 ^{18}F- 氟化钠（^{18}F-NaF）、乏氧组织显像剂 ^{18}F-fluoromisonidazole（^{18}F-FMISO）、Ⅱ型囊泡单胺转运体靶向显像剂 ^{18}F-FP-（+）-DTBZ（^{18}F-AV133）和 Aβ 斑块显像剂 ^{18}F-Florbetapir（^{18}F-AV45）。放射性核素 ^{18}F 标记的示踪剂的化学分子式见图 2-1，其优点包括：具有相对较长的物理半衰期（$T_{1/2}$=109.8 分钟），可以实现药物的运输和配送；发射的正电子能量低，组织内穿行的平均距离小，PET 图像分辨率高；制备高效，使用医用回旋加速器可以在短时间内制得数居里活度药物。

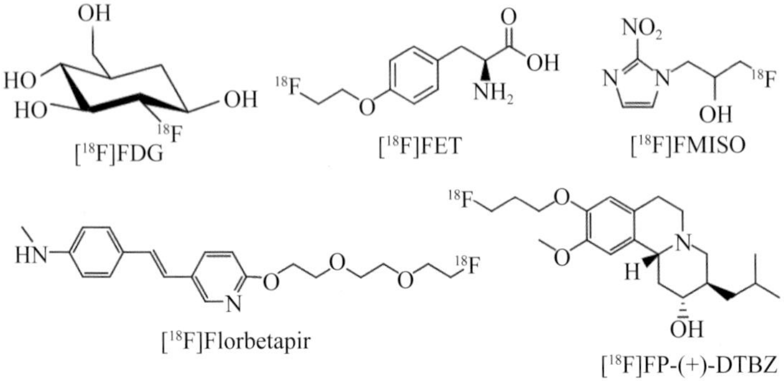

图 2-1　放射性核素 ^{18}F 标记的 PET 示踪剂化学分子式

【^{18}F-FDG】

◆　结构基础：天然葡萄糖类似物，^{18}F 原子取代天然葡萄糖结构中与 2 号碳原子相连的羟基。

◆　显像原理：^{18}F-FDG 与天然葡萄糖一样，进入细胞外液后能够被细胞膜的葡萄糖转运蛋白跨膜转运到细胞内，然后经己糖激酶磷酸化生成 ^{18}F-FDG-6-PO$_4$。与天然葡萄糖磷酸化生成 6- 磷酸葡萄糖相类似，磷酸化的 ^{18}F-FDG 获得极性后不能自由出入细胞膜；但与 6- 磷酸葡萄糖不同的是，^{18}F-FDG-6-PO$_4$ 并不能被磷酸果糖激酶识别进入糖酵解下一个反应过程，而滞留在细胞内。

◆　应用范围：^{18}F-FDG PET 可反映机体器官、组织和细胞利用葡萄糖的分布和摄取水平，对诊断肿瘤、心脏疾病和脑疾病均有重要价值。

◆ 制剂形式：生理盐水。

◆ 使用方法：静脉弹丸注射给药，给药量按体重计算，一般为 3.7 ~ 5.55 MBq/kg（0.1 ~ 0.15 mCi/kg）；注射后45 ~ 90 分钟开始采集 PET 图像。

◆ 注意事项：注射前患者禁食（或根据前次就餐时间空腹 4 ~ 6 小时以上）和禁饮含糖饮料，控制血糖水平< 12.0 mmol/L；血糖过高时应重新安排检查时间，或注射短效胰岛素降低血糖（注射后 2 小时再次测量血糖< 12.0 mmol/L 注射 ^{18}F-FDG）。患者注射前后应在安静、光线暗淡的房间等候检查，坐位或卧位保持肌肉松弛，禁止肌肉过度运动；候诊间温度控制在 24 ~ 26℃，避免患者长时间停留寒冷环境刺激脂肪肌肉等本底软组织摄取药物增加。

【^{18}F-FET】

◆ 结构基础：酪氨酸，通过分子结构中苯环上的羟基引入氟乙基作为标记位点。

◆ 显像原理：^{18}F-FET 在肿瘤细胞内的摄取受 L- 氨基酸转运系统调节，依浓度差在细胞膜进行交换转运进入细胞，能与肿瘤组织快速结合，靶 / 本高；由于其不与蛋白质结合，在骨髓、肾和胰腺中摄取较低。

◆ 应用范围：^{18}F-FET 是一种氨基酸代谢类肿瘤显像剂，主要用于脑肿瘤显像，特别是低级别胶质瘤复发、肺癌和乳腺癌的鉴别诊断。

◆ 制剂形式：由于生产工艺不同，^{18}F–FET 的制剂形式可能含有乙醇或磷酸盐缓冲溶液。

◆ 使用方法：静脉弹丸注射给药，推荐成年人一次为 185 ~ 740 MBq（5 ~ 20 mCi），儿童酌减，注射后 10 ~ 15 分钟可以开始采集 PET 图像，采集时间 15 ~ 20 分钟。

◆ 注意事项：患者在注射前需适量饮水排尿，以降低辐射剂量。

【^{18}F–NaF】

◆ 结构基础：游离的 ^{18}F 离子。

◆ 显像原理：^{18}F–NaF 经静脉注射入血后不与血浆蛋白结合，在血中分布快速达到平衡，^{18}F 离子随血流迅速沉积于骨，通过肾脏清除，注射后 2 小时，尿中放射性占总注射剂量的 20% 以上。^{18}F 离子在椎骨和盆骨的沉积量高于四肢骨，在骨关节周围的积聚高于长骨。

◆ 应用范围：骨显像剂。

◆ 制剂形式：生理盐水。

◆ 使用方法：通过静脉弹丸注射给药，推荐成年人一次用量为 16.5 ~ 74.0 MBq（0.5 ~ 2.0 mCi），最大不超过 148.0 MBq（4.0 mCi），儿童酌减，注射后 1 ~ 2 分钟采集 PET 图像。

【 ^{18}F-FMISO 】

◆ 结构基础：硝基咪唑类化合物。

◆ 显像原理：主动扩散通过细胞膜进入细胞，硝基在硝基还原酶作用下被还原。非乏氧细胞内硝基还原产物可立即氧化并从细胞内排出；乏氧细胞内硝基则由于不能发生氧化反应而与细胞内大分子物质发生不可逆结合，滞留于乏氧细胞内，其浓聚程度与乏氧程度成正比。

◆ 应用范围：用于检测肿瘤组织内乏氧程度和分布，为个体化放射治疗确定肿瘤生物靶区，预测肿瘤放疗效果；准确区分存活/缺血和坏死/梗死的心肌、脑组织；评价乏氧感染。

◆ 制剂形式：含有乙醇（含量 ≤ 10%）的生理盐水。

◆ 使用方法：静脉注射给药，给药剂量为 74～370 MBq（2～10 mCi），注射后 45 分钟开始采集 PET 图像。

◆ 注意事项：患者在注射前需适量饮水排尿，以降低辐射剂量。

【 ^{18}F-AV133 】

◆ 结构基础：四苯嗪喹（治疗亨廷顿病的药物）。

◆ 显像原理：可直接反映脑内单胺能神经元的分布和活性，特别是纹状体区域的多巴胺能神经元情况。^{18}F-AV133 在猴脑 PET 研究表明纹状体分布容积比值为 6.2;(+)-四苯那嗪 [(+) -Tetrabenazine，TBZ] 可显著减少 ^{18}F-AV133

在猴脑纹状体区域的特异性摄取。

◆ 应用范围：用于 PD 等单胺能神经退行性疾病的早期诊断和疾病分期。

◆ 制剂形式：含有 5% 乙醇的 0.5% 抗坏血酸钠生理盐水。

◆ 使用方法：静脉注射给药，给药剂量为 259 MBq（7 mCi），静脉注射后 90 分钟开始采集 PET 图像。

◆ 注意事项：患者在注射前需适量饮水排尿，以降低辐射剂量。

【^{18}F-AV45】

◆ 结构基础：Aβ 斑块病理检测染料刚果红。

◆ 显像原理：^{18}F-AV45 与人类 Aβ 斑块具有很高的亲和性 [K_i=（2.87 ± 0.17）nM]；人脑组织切片体外放射自显影结果显示 ^{18}F-AV45 特异性浓集于 Aβ 斑块区域，而正常脑组织无摄取。老年健康对照组和 AD 患者 PET 表明，正常人脑 ^{18}F-AV45 具有较高的初始摄取值，然后被迅速冲出，白质区域有一定滞留；^{18}F-AV45 在 AD 患者脑内初始摄取值较低，但灰质皮层区域有较高滞留，大脑皮质与小脑的标准摄取比值为 1.67 ± 0.18，前额叶皮层、颞叶皮层和楔前叶区域摄取较高，这些区域为 Aβ 斑块高浓度区域。人脑药物动力学研究显示注射 0 ~ 30 分钟皮层区域与小脑的标准摄取比持续上升，40 ~ 50 分钟达到最大值，90 分钟出现平台期，50 分钟达最佳显像。

◆ 应用范围：检查脑内 Aβ 斑块沉积，常用于 AD 的诊断。

◆ 制剂形式：含 10% 乙醇的 0.5% 抗坏血酸钠生理盐水。

◆ 使用方法：静脉注射给药，给药剂量为 370 MBq（10 mCi），静脉注射后 45 分钟采集 PET 图像，采集时间不少于 15 分钟。

◆ 注意事项：患者在注射前需适量饮水排尿，以降低辐射剂量。

★ ^{11}C 标记显像剂

放射性核素 ^{11}C 是构成有机物主要元素 ^{12}C 的同位素，在分子中引入 ^{11}C 取代 ^{12}C，可以保留分子的生物活性。由于 ^{11}C 的物理半衰期仅有 20 分钟，只能在有回旋加速器和药物制备实验室的医院使用，限制了临床使用范围。临床工作常用的 ^{11}C 标记正电子放射性药物包括：氨基酸代谢显像剂碳 [^{11}C] 蛋氨酸（^{11}C–methionine，^{11}C–MET）、苯二氮䓬受体显像剂碳 [^{11}C] 蛋氨酸（^{11}C–methionine，^{11}C–FMZ）、多巴胺 D_2 受体显像剂碳 [^{11}C] 雷氯必利（^{11}C–raclopride）、多巴胺转运体显像剂碳 [^{11}C] 多巴胺托烷（^{11}C–β–CFT）、Aβ 斑块显像剂碳 [^{11}C] 甲氨苯并噻唑（^{11}C–PIB，匹兹堡化合物 B），化学分子式见图 2-2。

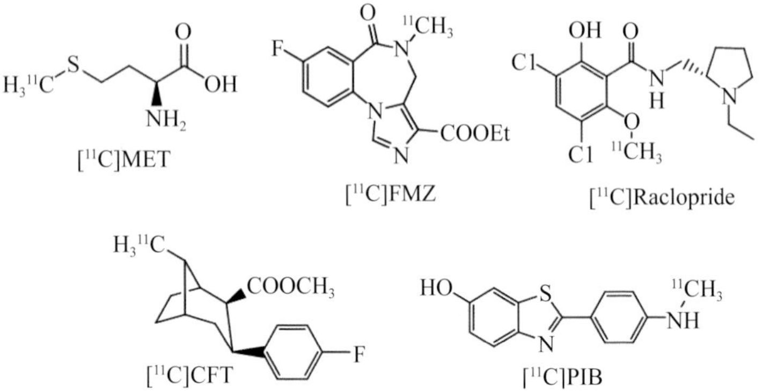

图 2-2　放射性核素 ^{11}C 标记的 PET 示踪剂化学分子式

【 ^{11}C-MET 】

◆ 结构基础：天然酪氨酸。

◆ 显像原理：^{11}C-MET 注射入人体后发生 ^{11}C- 甲基转移，转化为 S- 腺苷蛋氨酸，主要反映氨基酸转运、吸收利用及代谢过程，在胰腺、肝和膀胱摄取最高，但清除速度快。

◆ 应用范围：诊断原发、复发脑肿瘤，特别是低级别胶质瘤的诊断，以及评价放疗效果与预后；软组织肿瘤分级、分期和良恶性鉴别；肺癌的诊断。

◆ 制剂形式：生理盐水。

◆ 使用方法：静脉注射给药，推荐给药剂量为 555 ~ 740 MBq（15 ~ 20 mCi），注射后 15 ~ 20 分钟采集 PET 图像。

【^{11}C–FMZ】

◆ 结构基础：苯二氮䓬受体拮抗剂。

◆ 显像原理：显示中枢神经系统苯二氮䓬受体的分布。

◆ 应用范围：用于定位癫痫病灶和评价外科手术效果。

◆ 制剂形式：含乙醇 5%～10% 的生理盐水。

◆ 使用方法：静脉注射给药，推荐给药剂量为 555～740 MBq（15～20 mCi），注射后 20 分钟采集 PET 图像。

【^{11}C–raclopride】

◆ 结构基础：多巴胺 D_2 受体的拮抗剂。

◆ 显像原理：可以在体内显示中枢神经 D_2 受体的分布。

◆ 应用范围：用于 D_2 受体相关的脑疾病的诊断和研究，如 PD 等。

◆ 制剂形式：含乙醇 5%～10% 的生理盐水。

◆ 使用方法：静脉注射给药，推荐给药剂量为 148～370 MBq（4～10 mCi），注射后 20 分钟采集 PET 图像。

【^{11}C–β–CFT】

◆ 结构基础：可卡因的衍生物。

◆ 显像原理：脑内与多巴胺转运体特异性结合，反映多巴胺能神经元的功能情况。

◆ 应用范围：用于 PD 等运动功能障碍疾病。

◆ 制剂形式：含乙醇 5%～10% 的生理盐水。

◆ 使用方法：静脉注射给药，推荐给药剂量为 555～740 MBq（15～20 mCi），体内药物动力学较慢，注射后 60 分钟采集 PET 图像才能获得较好的信噪比。

【^{11}C–PIB，匹兹堡化合物 B】

◆ 结构基础：Aβ 斑块病理检测染料硫磺素 T。

◆ 显像原理：与脑内 Aβ 特异性结合。

◆ 应用范围：AD 的诊断。

◆ 制剂形式：含乙醇 5%～10% 的生理盐水。

◆ 使用方法：静脉注射给药，推荐给药剂量为 165～370 MBq（5～10 mCi），注射后 50 分钟采集 PET 图像。

★ 其他核素标记显像剂

近年来 ^{13}N 和 ^{68}Ga 标记的放射性药物的临床应用呈上升趋势，在一些疾病的诊断和评价具有独特价值。

【[^{13}N]Ammonia，^{13}N–NH$_3$】

◆ 显像原理：氮 [^{13}N] 氨水（^{13}N–NH$_3$）静脉注射后很快分布于全身各组织，在血液中以 NH$_4^+$ 的形式存在，然后迅速从血液清除并滞留于心肌，5 分钟血液 NH$_4^+$ 浓度即可降至极低。NH$_4^+$ 通过被动扩散方式穿过细胞膜进入心肌细胞，心肌首次通过摄取几乎为 100%，心肌摄取与血流量成正比。^{13}N–NH$_3$ 在细胞内通过谷氨酸－谷胺途径代谢，但首次通过摄取不受代谢影响。^{13}N–NH$_3$ 血清除快，注射后 1 分钟约

85% 从血中清除；心肌 $^{13}N-NH_3$ 生物半衰期 < 2 分钟，脑内生物半衰期 < 3 秒，血内生物半衰期为 2.84 分钟；注射后 6 ~ 8 分钟内肝摄取与心肌摄取相同，但迅速排出。

◆ 应用范围：诊断冠状动脉疾病，联合 $^{18}F-FDG$ 心肌代谢显像，进行血流代谢匹配显像，评价存活心肌；冠状动脉血流储备测定；测定局部脑血流量。

◆ 制剂形式：含 0.5% 乙醇的水溶液。

◆ 使用方法：静脉注射给药，给药量根据显像需要而定。静息心肌显像推荐成年人一次用量为 370 ~ 740 MBq（10 ~ 20 mCi），注射后 3 分钟采集，采集时间为 10 ~ 15 分钟；负荷心肌显像，注射 $^{13}N-NH_3$ 后 40 分钟给负荷药物，间隔 8 分钟再注射 370 ~ 740 MBq（10 ~ 20 mCi），采集 10 ~ 15 分钟。

【 $[^{68}Ga]$ 奥曲肽 】

◆ 结构基础：放射性金属核素 ^{68}Ga（$T_{1/2}$=68 分钟）标记的系列奥曲肽类化合物，包括 $^{68}Ga-DOTATOC$、$^{68}Ga-DOTANOC$、$^{68}Ga-DOTATATE$ 等。

◆ 显像原理：特异性结合于生长抑素受体。

◆ 应用范围：用于神经内分泌肿瘤的显像。

◆ 制剂形式：发生器制备放射性核素 ^{68}Ga，然后通过配位化学反应制备 $[^{68}Ga]$ 奥曲肽，制剂形式为含有缓冲盐的水溶液。

◆ 使用方法：静脉注射给药，推荐给药剂量为 111 ~ 222 MBq（3 ~ 6 mCi），注射后 50 分钟采集 PET 图像。

第二节　MR 对比剂

　　MR 对比剂能改变组织的弛豫时间，从而提高病灶检出率和诊断准确性。MR 对比剂根据化学成分、给药途径、磁性、金属的性质等分为多种类型。按对 T_1 弛豫和 T_2 弛豫的影响分成 T_1 加权对比剂和 T_2 加权对比剂；按对信号强度影响（增强或减弱）分为阳性对比剂和阴性对比剂；按体内生物分布特点，分为非特异性对比剂和特异性对比剂；根据不同的磁特性，分为顺磁性对比剂、超顺磁性对比剂、铁磁性对比剂，目前通常使用顺磁性对比剂。本节介绍最常用的对比剂分类及其临床应用。

★ 磁敏感性对比剂

　　MR 对比剂根据磁敏感性不同，分为顺磁性对比剂、超顺磁性对比剂和铁磁性对比剂三类。

【顺磁性对比剂】

　　顺磁性对比剂金属原子的核外电子不成对，磁化率较高，在磁场中具有磁性，在磁场外无磁性。钆、锰等均为顺磁性金属元素，其化合物溶于水时呈顺磁性。顺磁性对比剂低浓度主要缩短 T_1，高浓度主要缩短 T_2，使 MR 信号降低。

钆对比剂（gadolinium-based contrast agent，GBCA）是临床 MR 检查最常用的顺磁性对比剂。

钆对比剂依据分子结构，分为大环剂和线性剂。大环化合物中钆固定在螯合剂的分子空腔，比较稳定。线性对比剂的配体是"开环"，根据 Gd^{3+} 离子状态的不同分为离子型和非离子型。钆喷酸葡胺（gadolinium-DTPA，Gd-DTPA），中文名为二乙三胺五乙酸钆或钆喷酸葡甲胺盐（图 2-3），是一种离子型线性钆类对比剂，目前被广泛应用，其商品名为马根维显（Magnevist），一般推荐成年人剂量为 0.1 mmol/kg。由于钆螯合物自身的稳定性来自 Gd^{3+} 与其配体之间的电荷作用，相对于非离子配体，离子配体有更多的负电荷与 Gd^{3+} 发生更强的电荷作用，因此，其稳定性高于非离子型对比剂。线性钆对比剂分子稳定性比大环化合物差，其中非离子

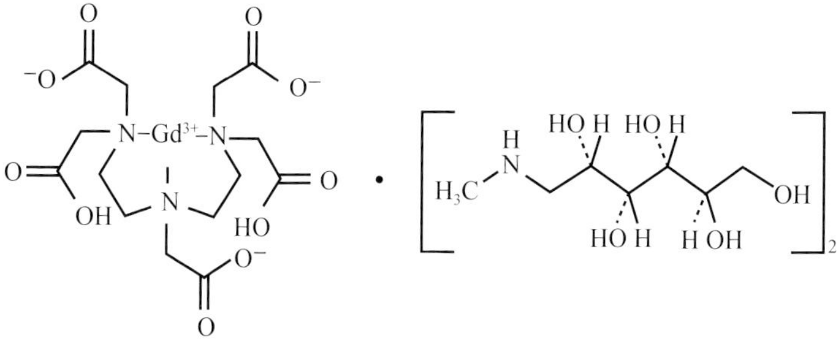

图 2-3　钆喷酸二葡甲胺（钆喷酸葡胺注射液活性成分）的化学分子式

线性钆对比剂的化学稳定性最低，制备时需要过量的螯合剂结合全部的游离钆。而游离钆会导致肾源性系统性纤维化（nephrogenic systemic fibrosis，NSF），大多数 NSF 病例都发生在使用非离子线性钆对比剂后。研究发现，进行 MR 钆对比剂增强 6 次检查的患者，脑内出现钆对比剂沉积，但临床意义尚不明确。因此，对于中重度肾功能不全的患者、儿童患者，推荐使用大环状钆对比剂。钆对比剂的不良反应及处理见第六章第四节。

【超顺磁性对比剂】

超顺磁性对比剂如超顺磁性氧化铁（superparamagnetic iron oxide，SPIO），是由磁化强度介于顺磁性和铁磁性之间的各种磁性微粒或晶体组成的对比剂，其磁化速度比顺磁性物质快，无外加磁场时磁性消失。SPIO 核心晶体结构用 Fe_2O_3MO 分子式表示，作用于网状内皮系统，核心层由纳米级的 Fe_3O_4 或 Fe_2O_3 构成，外层包裹稳定的高分子化学材料如脂肪酸、多肽等聚合物，提高水溶性和生物相容性。

【铁磁性对比剂】

铁磁性对比剂是由铁磁性物质组成的一组紧密排列的原子或晶体（如铁 - 钴合金），一次磁化后无外加磁场也会显示磁性，即始终表现磁化。铁磁性对比剂与超顺磁性对比剂相似，也由氧化铁组成，二者均可缩短 T_2 弛豫时间，而 T_1 弛豫时间缩短不明显，其临床应用相对较少。

★ 组织特异性对比剂

组织特异性对比剂是指被体内的某种组织吸收，并在其结构中停留较长时间。目前使用较多的是肝细胞特异性对比剂，这类对比剂由于特殊的分子结构，而能被肝细胞特异性摄取，临床上主要用于提高肝肿瘤的检出率。根据对比剂分子结构及作用机制，肝细胞特异性对比剂又分为钆螯合物、锰螯合物和肝细胞受体对比剂。

【钆螯合物对比剂】

钆与芳香环螯合物有较高的亲脂性，能被肝细胞摄取并经胆汁排泄，对比剂分子进入肝细胞后，与细胞内蛋白质相互作用，缩短组织的T_1值。此类对比剂有Gd-EOB-DTPA（商品名 primovist，普美显）和 Gd-BOPTA（商品名 Multihance，莫迪司），推荐使用剂量为 0.1 mmol/kg。莫迪司作为细胞外液对比剂进行动态增强扫描，注射后 40~120 分钟扫描获得肝细胞特异性信息，此外，还可以进行排泌法 MR 胆管成像。

【锰螯合物对比剂】

锰螯合物对比剂肝细胞摄取后分解出锰，产生很强缩短 T_1 的效应，最后经胆汁排泄，主要是 Mn-DPDP（商品名 Telsascan，泰乐影），推荐使用剂量为 5 mmol/kg，不良反应较明显，包括恶心、呕吐、血压升高等，高剂量使用可能引起胎儿畸形，因此，孕妇禁用。

【肝细胞受体对比剂】

肝细胞受体对比剂的核心成分为极小超顺磁氧化铁颗粒，表面用阿拉伯半乳聚糖或无唾液酸基胎球蛋白等进行包裹，通过肝细胞表面的无唾液酸基糖蛋白受体转运至肝细胞内，在肝细胞的微粒体内分解出氧化铁颗粒，被库普弗细胞（Kupffer cell）吞噬，产生缩短 T_2 效应，而肝恶性肿瘤缺乏库普弗细胞，因此，信号强度无变化，与强化的正常肝实质形成对比，主要是 AG–USPIO。

（乔洪文　武春雪　黄　靖　卢　洁）

—— 参考文献 ——

[1] TOBIAS L R, SIMON M A. Basic sciences of nuclear medicine, PET chemistry: radiopharmaceuticals [M]. Springer, 2011 : 103–118.

[2] ROBIC C, PORT M, ROUSSEAUX O, et al. Physicochemical and pharmacokinetic profiles of gadopiclenol: a new macrocyclicgadoliniumchelate with high T_1 relaxivity[J]. Invest Radiol, 2019, 54（8）: 475–484.

[3] CHOI J W, MOON W J. Gadolinium deposition in the brain: current updates[J]. Korean J Radiol, 2019, 20（1）: 134–147.

[4] LIU H，DONG H，ZHOU N，et al. SPIO enhance the cross-presentation and migration of DCs and anionic SPIO influence the nanoadjuvant effects related to interleukin-1β[J]. Nanoscale Res Lett，2018，13（1）：409.

[5] WONG D F，ROSENBERG P B，ZHOU Y，et al. In vivo imaging of amyloid deposition in Alzheimer disease using the radioligand ^{18}F-AV-45（florbetapir F18）[J]. J Nucl Med，2010，51（6）：913-920.

[6] 傅宏义. 新编药物大全 [M]. 4 版. 北京：中国医药科技出版社，2017：946-952.

[7] CZEYDA-POMMERSHEIM F,MARTIN D R,COSTELLO J R, et al. Contrast agents for MR imaging[J]. Magn Reson Imaging Clin N Am，2017，25（4）：705-711.

[8] CHANDRA T，MOHAN S. Role of contrast in MR imaging[J]. Top Magn Reson Imaging，2016，25（4）：151-156.

[9] BASHIR M R. Magnetic resonance contrast agents for liver imaging[J]. Magn Reson Imaging Clin N Am，2014，22（3）：283-293.

[10] LEBEDIS C，LUNA A，SOTO J A. Use of magnetic resonance imaging contrast agents in the liver and biliary tract[J]. Magn Reson Imaging Clin N Am，2012，20（4）：715-737.

第三章

一体化 PET/MR 辐射防护

核医学科是开放性放射源工作场所，诊疗活动所用的放射性核素根据用途分为显像和治疗两类，其中显像利用相应放射性核素发射的 γ 射线，治疗利用相应放射性核素发射的 β 射线。一体化 PET/MR PET 使用的正电子放射性药物生成高能 γ 射线，因此，也需要按照《临床核医学放射卫生防护标准》（GBZ 120—2006）进行辐射防护，降低电离辐射危害。

第一节　电离辐射

辐射是指某种物质发射的能量波或者粒子（也称为射线），通过物质时发生相互作用，进行能量传递和交换，使物质中的原子发生电离的辐射称为电离辐射。波电离辐射有 γ 射线、X 射线等，粒子电离辐射有 α 粒子、β 粒子、中子等。

★ 电离辐射种类

自然界的核素包括稳定核素和不稳定核素，不稳定核素的原子核会自发转变成另一种原子核或另一种状态（即衰变），并伴随一些射线的发射，这种特性称为放射性，具有放射性的核素称为放射性核素。一定量的放射性原子核聚集在一起成为放射源，放射源的原子核数通过衰变减少到原来数目一半所需的时间，称为半衰期 $T_{1/2}$。原子核自发发射出的射线，主要包括 α、β 和 γ 射线。射线与物质的相互作用过程，本质是能量转移和吸收的过程，一方面射线能量不断损耗，另一方面物质吸收射线能量，产生电离或激发，这个过程对于射线探测、射线应用及防护有重要意义。

◆ α射线（也称α粒子）：是高速运动的氦原子核 ^{4}He，能量一般为 4 ~ 6 MeV，穿透能力很小，一张普通纸就能挡住，但电离能力很强。α粒子射程短，1 个 5 MeV 的 α 粒子空气中的射程约 3.5 cm，一般不会对人体造成外照射损伤，但若进入人体组织或器官，其能量会全部被组织或器官吸收，可利用此特点引入 α 粒子对体内恶性肿瘤进行内照射治疗。注意工作人员要避免摄入导致内照射危害。

◆ β射线（也称β粒子）：根据电荷分为负电子（β$^-$）和正电子（β$^+$）两类，后者均是人工放射性核素，用加速器生产，如 ^{18}F。β射线能量连续分布，从低能（接近0）至最高能量，1 MeV 的 β 粒子穿透能力较 α 射线强，可穿透几毫米厚的铝板，电离作用较 α 射线弱。

β$^-$ 粒子质量较 α 粒子小很多，穿透能力较强，但组织射程仅为数毫米，能被铝箔和机体组织吸收，主要用于核素治疗，如 ^{89} 锶（^{89}Sr）治疗恶性肿瘤成骨性骨转移灶。但 β$^-$ 粒子穿过物质时会有一部分动能以 X 射线形式辐射，即韧致辐射，通常屏蔽材料要选用原子序数较低的物质，如有机玻璃、铝。

β$^+$ 粒子射程仅 1 ~ 2 mm，在物质相互作用中与自由电子结合，正负两个电子的静止质量转化为两个方向相反、能量各为 511 keV 的 γ 光子而自身消失，这一过程称为湮灭辐射。PET 可通过探测湮灭辐射事件的一对 γ 光子进行空间定位，显示正电子药物在体内的分布。

◆ γ 射线（也称 γ 光子）：是一种不带电的中性粒子，一次衰变生成单个光子的核素为单光子核素，如 ^{99m}Tc。γ 光子能量一般几十 keV 至几 MeV，能量越高穿透能力越强，1 MeV 的 γ 射线能穿透几十厘米厚的铝板。γ 射线与物质相互作用时，不能使物质直接电离和激发，相互作用为光电效应、康普顿效应和电子对效应。γ 射线主要是射线探测，通过体外影像设备（如 PET）探测产生 γ 射线的放射性核素的体内分布及浓度。工作人员对 γ 射线的防护主要是外照射防护，屏蔽材料采用原子序数高的重元素，如铅。

电离辐射生物效应

电离辐射损伤是人体在电离辐射作用下吸收辐射能量，引起生物系统中分子或原子的激发和电离。直接作用是指直接作用于体内的生物大分子（如核酸、蛋白质）被电离或激发后发生结构、性质改变，从而导致功能破坏；间接作用是指人体内大量水分子被电离或激发后生成有害自由基，具有极强的氧化能力，继而生物大分子损伤而出现功能障碍。

电离辐射对人体的作用主要为确定效应和随机效应两种。

◆ 确定效应：细胞损伤或死亡，导致细胞数目减少或功能减低，影响受照射组织或器官的功能，如造血功能障碍、急性放射病等，轻者表现为疲劳、恶心、血常规变化等，严重者（如受照剂量＞4戈瑞）表现为毛发脱落、厌食、全身虚弱，迅速消瘦甚至死亡。确定效应损伤严重程度与受照剂量呈正相关，每种确定效应（症状）都有阈值剂量。日常临床工作中接触的放射性药物剂量通常不超过阈值，一般不会发生有害效应，低剂量损伤效应短，机体可以自身修复，但应避免短时间内受较大剂量照射，如无屏蔽照射。

◆ 随机效应：细胞受照后诱发突变，发生致癌、致突（基因突变）和致畸。此类效应发生概率与受照剂量相关，但没有剂量阈值，即随机效应严重程度与剂量大小无关，具有一定的潜伏期，是工作人员日常辐射防护的主要内容，因此，工作人员需要定期接受剂量监测和体检。

第二节 辐射防护与安全

随着核医学技术的临床普及应用，尤其是近年来大型核医学设备的发展，在造福广大患者的同时，伴随的辐射防护和安全问题也必须足够重视。工作人员要熟悉掌握辐射防护的基本原则，尽量避免或减少不必要的照射，加强日常工作管理，保证核医学科辐射安全。

辐射防护目的和基本原则

辐射防护目的是防止发生有害的确定效应，限制随机效应的发生概率，使之达到可以接受的水平。我国《临床核医学放射卫生防护标准》（GBZ 120—2006）规定辐射防护有以下三大基本原则。

◆ 辐射实践的正当化，即产生电离辐射的任何实践活动，对受照个人或社会所带来的利益足以弥补可能引起的电离辐射危害，实践才是正当的。

◆ 辐射防护的最优化，即在正当化的基础上，避免一切不必要的照射，使必要照射保持在可以合理达到的最低水平，用最小代价获得最大利益。

◆ 个人剂量限值，即个人在任何一年受到的外照射所产生的有效剂量与同一年内摄入的放射性核素所产生的内照

射累积有效剂量两者之和的限值，工作人员受到的辐射剂量
要低于个人剂量限值。

⭐ 剂量限值

剂量限值只适用于实践所引起的对工作人员和公众的照射，并不适用于医疗照射。PET/MR 受检者的辐射剂量来自接受注射的放射性药物活度，而放射性药物活度要遵从临床技术操作规范。我国现行标准为 2002 年 10 月国家质量监督检验检疫总局批准发布的 GB 18871—2002《电离辐射防护与辐射源安全基本标准》，其中规定了工作人员和公众个人总有效剂量和器官或组织的总剂量当量的限值。

【职业照射个人剂量限值】

职业照射指从事辐射工作的人员在工作过程中所受的照射。从事辐射工作的人员连续 5 年平均有效剂量应低于 20 mSv（毫希），任何单年内不超过 50 mSv；一年晶状体所受剂量当量 < 150 mSv，四肢及皮肤 < 500 mSv；3 个月一次或多次接受的总剂量小于年剂量限值的一半。此外，对于特殊工作人员也有相应要求，年龄 16～18 岁的实习人员、从事辐射工作的妊娠期妇女、哺乳期妇女等人员，不应在一年的有效剂量超过 15 mSv 条件下工作，不应接受事先计划的特殊照射（应急照射）；从事辐射工作的育龄期妇女所接受的照射，应严格按照平均月剂量率加以控制；未满 16 岁者，不允许参加放射性工作。

【公众成员剂量限值】

公众照射指公众成员所受的辐射照射，不包括职业照射、医疗照射和当地正常天然本底辐射的照射。各种辐射实践活动导致的公众照射剂量也有限值，一年有效剂量为 1 mSv；特殊情况下连续 5 年的年平均剂量不超过 1 mSv，单年内最大有效剂量为 5 mSv；一年晶状体所受的当量剂量低于 15 mSv，四肢、皮肤所受的当量剂量低于 50 mSv。

第三节　PET/MR 工作场所辐射防护管理

PET/MR 检查的辐射来源主要是各类放射性药物，因此，工作场所的设计和管理应符合辐射防护要求，合理安排空间布局及功能分区，并进行规范化管理。

★ 空间布局

PET/MR 检查场所应设在单独建筑物，或者集中于一般建筑物的一端或一层，远离妇产科、儿科等部门；有独立的出入口，出入口处设置辐射警告标志；有专用放射性污物处理系统（患者专用卫生间通至衰变池）。PET/MR 检查场所内部设计"双通道"布局，即工作人员和患者有各自的通道（路线），两者间没有交叉，同时患者通道的行进方向为单向，即从入口（登记室）、给药前候诊区至给药后候诊区、检查室再至出口离开检查区单向行进，禁止患者行进方向的回流。"双通道"的目的是避免工作人员与患者、患者家属及给药前患者与给药后患者间的相互交叉，从而减少不必要的辐射。

功能分区

PET/MR工作场所根据是否有电离辐射暴露，分为放射区和非放射区（也称非限制区），放射区依据电离辐射强弱又分为控制区和监督区（图3-1）。工作人员根据不同功能分区的管理和辐射防护级别，进行规范防护和操作。

◆ 控制区：指需要专门防护或安全措施的区域，如放射性药物制备合成热室、分装及注射的高活室、检查室等。控制区工作人员一年内照射剂量可能超过年限值的3/10，应控制正常工作条件下的照射，并且注意防止污染扩散。护理人员进入高活室前，需在缓冲区穿戴好个人防护用品及一次性医用口罩帽子和橡胶手套，操作结束摘除弃入放射性废物桶内，在缓冲区脱下防护用品，淋洗后更换工作服才能进入非放射区。

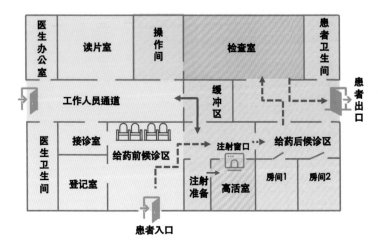

图 3-1　PET/MR 检查双通道及功能分区示意

绿色区域为非限制区，蓝色区域为监督区，橙色区域为控制区；蓝色实线为护士行进路线，蓝色虚线为受检者行进路线

◆　监督区：指未被定为控制区，通常不需要专门防护或安全措施，但需要经常对环境及物表辐射水平进行监测的区域，如操作间、缓冲区等。监督区内工作人员一年内照射剂量一般不超过年限值的 3/10，应注意表面污染的辐射危害，禁止在监督区内进食和饮水。

◆　非限制区：指不操作放射性物质的区域，如读片室、会议室、医护人员办公室等。在非限制区工作人员一年内照射剂量一般不超过年限值的 1/10，日常工作中主要应注意环境整洁、通气良好，定期进行清理和监测，禁止将控制区和监督区的物品带入非限制区。

第四节　PET/MR 工作人员辐射防护

一体化 PET/MR 设备是 PET 和 MR 成像的同机融合，工作人员的职业照射涵盖放射性药物合成制备、分装、注射及患者检查、放射性废物处理等诊疗的全过程，因此，需要遵循辐射防护原则，从而降低辐射危害。

辐射防护措施

辐射分为外照射和内照射两种。外照射是辐射源在人体外部释放出粒子、光子作用于人体；而内照射是放射性核素进入人体内，在体内衰变释放出粒子、光子作用于人体。临床工作中 PET/MR 检查电离辐射的来源有开放型放射性核素（即 PET 显像剂）、封闭型放射性核素（如 PET/MR 设备质控源 ^{68} 锗）、回旋加速器及正电子药物合成模块等，其中开放性放射性核素需要主要防范。外照射和内照射的防护原则不同，所采取的防护措施与方法也有区别，因此要选择合适的防护措施，正确使用防护用品。

【外照射防护】

外照射防护的基本原则是尽量减少或者避免射线从外部对人体辐射，PET/MR 检查的 PET 显像剂，如 ^{18}F、^{11}C 或 ^{13}N 标记的放射性药物，生成高能 γ 射线，此种电离辐射穿透力很强，远大于 α 和 β 射线，是外照射的防护重点。γ 射线没有最大射程，任何厚度的物质只能减弱强度，而不能将其完全吸收，防护要求是将强度降低到允许范围内。

外照射防护主要从"时间、距离、屏蔽"三个方面考虑。

◆ 减少受照时间。外照射累计剂量与照射时间成正比，合理安排工作、操作技术规范熟练，尽量缩短受照射时间，这是简单而有效的方法。如护理人员熟练掌握静脉穿刺注射技术、视静脉血管状态选择预先放置留置针等，都能缩短放射性药物注射时间。

◆ 增大与辐射源的距离。点状放射源（与放射源的距离超过源本身大小 5 倍时，视为点状放射源）在周围空间所产生的剂量率，与距离平方成反比。距离增大一倍，剂量减少至原来的 1/4，距离放射源越远，所受到的辐射剂量越小。

◆ 设置屏蔽。一般剂量很高的辐射源，必须采取适当的屏蔽措施，如回旋加速器及正电子药物合成热室、放射性药物铅罐或者钨罐、高活室铅挡板和铅玻璃、铅衣、铅眼镜等。但屏蔽也要注意适当，要权衡屏蔽减少的辐射强度与同时增加的操作难度至延长接触时间从而增加的受照剂量这两者间的得失。

【内照射防护】

内照射防护的基本原则是切断放射性物质进入体内的一切途径，尽可能减少放射性物质进入体内。放射性核素通过食入、吸入和皮肤（伤口）三种途径进入人体，在体内衰变释放出射线对人体造成辐射损伤。PET/MR 工作也存在内照射风险，如正电子药物制备和分装过程中可能造成空气污染，气态 $^{15}O_2$、$^{13}N_2$ 的挥发扩散等，要注意防范吸入性内照射危害。因此，辐射防护重点是外照射，但也不能忽视内照射防护。

内照射防护主要通过制定规章制度、采取有效设施和规范操作切断放射性物质进入人体的途径。

◆ 根据放射性核素性状、操作量、操作方式等，将工作场所进行分级、分区管理。

◆ 利用密闭通风橱进行放射性药物操作，配备单独的通风系统。

◆ 保持工作区的整洁，及时去除污染和处理放射性废物。

◆ 遵守规章制度、做好个人防护，操作时穿专用工作服、戴工作帽、口罩和手套，离开操作区规范脱下，并按放射性废物处置，及时洗手或淋浴等。

【个人防护用品的使用与管理】

依据辐射防护原则及措施，合理使用防护用品，是 PET/MR 工作人员有效降低受照剂量的方法，在放射性药物的制备合成、使用及给药后患者检查摆位时应使用个人辐射防护用品；放射性药物操作过程中，还需要佩戴一次性口罩帽子和橡胶手套。个人防护用品主要包括铅衣、铅帽、铅眼镜等（图 3-2），铅当量标准为铅衣 0.5 mmPb（单层）、铅

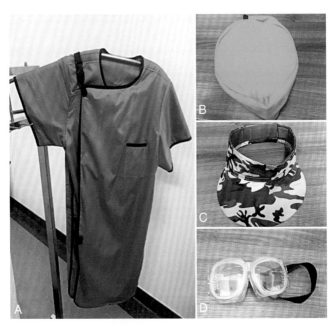

图 3-2 个人防护用品

铅衣（A）、铅帽（B）、铅围脖（C）、铅眼镜（D）

帽 0.5 mmPb、铅围脖 0.5 mmPb、铅眼镜正面和侧面分别为 0.75 mmPb、0.5 mmPb。个人防护用品的正常使用年限为 5 年，经检查并符合防护要求可延长至 6 年，每年应至少检查 2 次，防止因老化、断裂或损伤而降低防护效果。铅衣、铅帽、铅围脖、铅眼镜存放在通风良好、阴凉干燥的房间，避免阳光直接照射，远离热源，且不能与油漆、酸、碱等物品接触；铅衣、铅帽及铅围脖每次使用完悬挂于专用铅衣架，不能折叠放置，表面脏污时用棉球沾无水乙醇擦拭。

辐射监测

辐射对环境和人员存在潜在危害，只能借助专门仪器和方法监测，因此，需要开展工作场所监测，及时发现处理辐射安全隐患，同时接受个人剂量监测。

【工作场所辐射监测】

PET/MR 开放型放射源工作场所需要固定或移动的测量设备，对外照射水平、空气污染及地面、设备污染进行监测，分为外照射监测和表面放射性污染监测。工作场所外照射监测是测定工作人员场所的辐射水平，检查屏蔽防护的效果、发现屏蔽防护及操作过程中的问题。回旋加速器室或放射性药物合成热室等辐射剂量较高的场所，需要安装专门的场所辐射剂量监测仪，它具有剂量率和累计剂量测量、超剂量声光报警、阈值记忆和多点扫描数据管理等功能，通过电子计算机系统控制，同时进行多点辐射剂量监控。此外，采用表面污染仪对地面、物表及设备表面等进行常规污染监测，如高活室、检查室和操作间的地板、墙面、工作台面及门把手等进行检测并做好记录；更衣室和工作区出口处对工作人员体表，如手、衣服、鞋等表面进行污染监测；测量结果与《电离辐射防护与辐射防护源安全基本标准》（GB 18871—2002）限值比较（本底值 < 0.17 μSv/h），如果高于限值应采取措施清除污染。

【个人剂量监测】

PET/MR 工作人员在岗期间需要佩戴个人剂量监测仪，对受到的外照射、内照射和皮肤污染进行监测，接受每三个月一次的个人剂量监测，建立个人剂量监测档案。个人剂量监测仪通常体积较小，包括热释光剂量仪和可读式便携式剂量仪两种（图 3-3）。热释光剂量仪不能实时显示辐射剂量

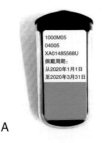

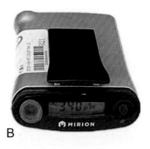

图 3-3　热释光剂量仪（A）和可读式便携剂量仪（B）

率或累积剂量，需专用仪器通过加热发光以测量受照射的累积剂量。热释光剂量仪应佩戴在人体躯干前方位置，一般在左胸前；如果工作穿铅防护衣，应将热释光剂量仪佩戴在铅衣内，当受照剂量相当大时，还需在铅衣衣领上另外佩戴一个剂量监测仪，以估算人体未被屏蔽部分的剂量。根据《电离辐射防护与辐射源安全基本标准》（GB 18871—2002）推荐标准，辐射工作人员佩戴的热释光个人剂量仪每 3 个月更换一次进行检测。可读式便携剂量仪的原理为盖革计数管，可以实时显示辐射剂量率和累积剂量，并可以设置报警剂量率或累积剂量值，当工作场所的剂量率存在潜在照射危险时，为了有效控制剂量，需要佩戴具有报警功能的可读式剂量仪。

第五节　PET/MR 受检者及公众成员辐射防护

行 PET/MR 检查的患者和志愿者所受到的辐射属于医疗照射，此外，还包括知情但自愿在检查过程中陪同的人员（家属或看护，不包括医师和医技人员）受到的辐射。虽然，医疗照射没有剂量限值，但仍需要遵从辐射防护的基本原则，从所获得利益衡量检查的正常理由，既达到诊断或科研目的，又要将把剂量限制为最低水平。

★ PET/MR 受检者的辐射防护

PET/MR 检查与 PET/CT 检查相比，避免了 CT 检查的辐射，受检者的辐射剂量仅为 PET 的放射性药物，取决于注射至体内的活度（单位 mCi 或 MBq），活度越大所致剂量越高，以最常用的 PET 显像剂 ^{18}F-FDG 为例，给药剂量 0.1 mCi/kg，即体重为 70 kg 的受检者注射活度为 7 mCi，辐射剂量当量为 4.9 mSv。

PET/MR 检查应遵循以下辐射防护基本原则。

◆ 检查前先需要做出正当性判断，权衡预期需要与辐射危害，严格掌握检查的适应证和禁忌证。

◆ 检查前对设备进行质控检测，保证设备状态。

◆ 若有几种同类放射性药物，选择辐射吸收剂量最小者。

◆ 评估患者的血管状况，避免穿刺失败药物外渗。

◆ 不作为儿童，妊娠期、哺乳期和育龄期女性等的首选检查，原则上妊娠期禁止检查；育龄期女性检查排在月经开始后 10 天内；哺乳期女性用药后至少 10 个半衰期停止哺乳。

◆ 采取保护（如封闭某些器官）和促排（给药后多饮水）措施，尽量降低非靶器官的不必要受照。

★ 公众成员的辐射防护

公众成员主要指检查后与之距离较近的人员。PET/MR 检查的正电子放射性药物半衰期非常短，对公众成员的辐射危害很小，只需要简单的距离和时间防护即可。工作人员应对受检者和家属做好辐射防护宣教。

◆ 家属应在注射前候诊区等候（家属自愿陪同受检者时，应佩戴铅衣、铅围脖等防护用品）。

◆ 受检者完成检查后避免在人员密集的场所停留。

◆ 受检者回家后一段时间，即注射放射性核素的 5 ~ 10 个半衰期（如 ^{18}F-FDG 半衰期约 110 分钟，5 ~ 10 个半衰期即 9 ~ 18.5 小时）内，减少与家庭成员的密切接触，尽量与孕妇及婴幼儿分室相处；受检者居家如厕，注意避免尿液污染卫生间，加强如厕后手卫生等。

第六节　PET/MR 放射性
废物处理

放射性废物指在 PET/MR 检查中产生的含有放射性物质或被放射性物质污染的废弃物。放射性药物的合成制备、使用、患者检查及护理等操作会产生固体废物、液体废物和气载废物，简称为放射性"三废"。放射性废物（简称放废）要根据性状、体积、所含放射性核素种类、半衰期、活度情况进行相应处理，处理不当会对环境造成危害，影响工作人员和周围居民的健康。放射性废物处理过程需遵循以下原则：体积最小化，按照核素与状态分类，分时存放衰变；原液相关的容器直接返回原生产厂家；排放方式和控制计划经审管部门认可；放射性废物达到放射性处置要求时，按医用废物处置；固体废物应低于《电离辐射防护与辐射源安全基本标准》（GB 18871—2002）的豁免活度。

★ 固体放射性废物的处理

常见固体放废包括带有放射性的注射器、棉签、手套、玻璃瓶等，采用放置法处理。按照半衰期时间分别收存于红色专用废物袋，再置于固定废物桶内。废物桶放置要避开工作人员作业和经常走动的场所，外部设有防护屏蔽层和电离辐射标志，废物袋及废物桶标明废物类型、核素种类、活度范围和存放的日期，装满后的废物袋及时转送至专用的固体废物贮存室（图 3-4）。固体废物放置 10 个放射性核素半衰期，或测量其放射性比活度 $< 7.4 \times 10^4$ Bq/kg，可以按照普通医疗废物处理。

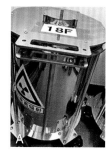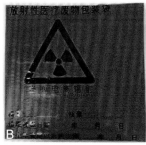

图 3-4　放射性废物桶（A）和红色专用废物袋（B）

液体放射性废物的处理

常见液体放废包括含放射性核素的残液，受检者的排泄物、呕吐物等，根据放射性物质的最大容许浓度、化学性质、放射性强度、废液容积及下水道的排水设备等进行不同处理，主要处理方法有稀释法、放置法及浓集法。PET/MR检查常用短半衰期放射性核素（ < 15 天），以放置法为主；也可采用稀释法（衰变池法），放射性浓度达到容许排放水平，达到规定豁免水平后排入本单位下水道。

⭐ 气载放射性废物的处理

常见气载放射性废物包括气态的挥发性放射性核素（如 $^{15}O_2$、$^{13}N_2$）及放射性药物合成制备、分装过程中产生的放射性气溶胶。需要在有过滤抽风的通风橱内进行药物操作，通风橱排气口要高出周围最高建筑物，高效过滤装置根据使用情况定期更换（更换滤膜为固体放废处理），以保证排出的废气达到环境保护要求。

（张海琴　候亚琴　王振明　卢　洁）

—— 参考文献 ——

[1] 临床核医学放射卫生防护标准: GBZ 120—2006[S]. 中华人民共和国卫生部, 2006.

[2] 电离辐射防护与辐射源安全基本标准: GB 18871—2002 [S]. 中华人民共和国卫生部, 2002.

[3] 放射工作人员职业健康管理办法 [S]. 中华人民共和国卫生部, 2007.

第四章

高活室设施和操作流程

　　高活室的核心功能是注射放射性药物，涉及的相关上下游操作包括放射性药物接收、储存、分药、给药、废物处置等，对于保证日常诊疗质量、工作人员及患者辐射安全、防止放射性污染等具有重要意义。高活室的放射性药物注射方式主要是静脉推注，应遵守《静脉治疗护理技术操作规范》（WS/T 433—2013），分药和给药遵守无菌技术操作原则；在辐射防护方面，高活室属于控制区，应按照《临床核医学放射卫生防护标准》（GBZ 120—2006）落实个人和环境防护措施；因此，高活室内操作需要防止药物错用和污染，尽量减少操作人员和受检者的辐射。

第一节　高活室设施

　　高活室的设施需要同时满足注射液使用的卫生要求和放射性操作的辐射防护要求，主要设施包括放射性表面污染仪、活度剂、防护注射台、放射性废物桶等，持有第Ⅲ、第Ⅳ类《放射性药品使用许可证》的单位，根据实际需求配备放射性药物分装通风橱、传递设施及环境监测设备。

★ 放射性表面污染仪

放射性表面污染仪可检测体表及物表是否受到放射性污染，属于高活室必备仪器。放射性表面污染仪有专用检测 α、β 或 γ 射线，也有同时检测各种射线的多种不同型号。大多数放射性表面污染仪原理为盖革计数管，可以显示辐射剂量率（μSv/h、mSv/h）及计数率（每分钟计数或每秒钟计数），可根据需要选择测量单位（图 4-1）。放射性表面污染仪的大小及外形应便于手持，使用时避免直接接触待测表面，防止仪器被污染。根据《中华人民共和国强制检定的工作计量

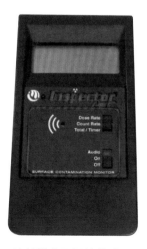

图 4-1　放射性表面污染仪（Alert V2 型）

器具检定管理办法》，放射性表面污染仪属于电离辐射防护仪类强制检定设备，检定周期为 1 年。

★ 活度计

活度计是测量放射性药物活度的专用计量仪器，最常用的是电离室型活度计，对于常用放射性核素，仪器根据已知活度的标准源进行刻度，已经获得不同放射性核素活度的刻度系数或能量响应曲线，使用时选择待测核素的按钮或菜单，就能利用相应刻度系数将电离电流转换为活度读数。活度计主要由探头、电路系统、显示器或计算机系统组成。活度计的探头一般采用封闭式井型电离室作为探测器，外面套以铅壁。井型电离室内部充入工作气体（通常为惰性气体），圆筒的中央孔放置测量样品（图 4-2）。样品发出的射线与气室内壁或内部气体作用产生离子对，当在气室的两极加上高电压后，正离子向负极移动，负离子（电子）向正极移动，每一个负电荷打在电极上，都会引起电压变化，这种变化称为脉冲电流。脉冲电流向外电路流动形成信号电流，通过探测脉冲数或电流大小，可以检测辐射强弱，脉冲的大小与电离辐射的强弱、类型及射线能量有关。医用核素活度计的特点是探测效率高，可测量各种放射性核素产生的电离电流。

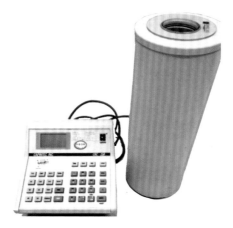

图 4-2　放射性活度计（CRC-25R 型）

活度计是放射性核素诊疗中所有定量的基础，其功能情况直接影响核素诊疗的质量，因此，必须定期对活度剂进行质量控制测试。活度剂常规质量控制主要是本底测量，即每日工作前测量本底计数，如果本底过高，需要分析原因（测井内部污染、外部污染还是环境污染），有些活度计具备自动本底扣除功能。其他质量控制指标包括精度测试、线性测试和稳定性测试。活度计属于强制检定仪器，定期由具有资质的第三方单位进行检定，检定周期为 2 年。

★ 防护注射台

防护注射台是实施放射性药物注射操作的具体场所，由操作台和铅玻璃等屏蔽设施组成，还可根据需要整合照明、紫外线杀菌和放射性废物桶等设施。铅玻璃的防护铅当量通常为 50 mm，要求具有良好的透明度，减少对护士视线的影响。防护注射台的屏蔽设施通常由不锈钢包覆的 50 mm 厚铅板构成，放射性核素 ^{18}F 的铅什值层为 16.5 mm（表示辐射屏蔽厚度，即辐射剂量减弱至初始值 1/10 所需要的铅厚度），50 mm 铅当量的防护设施将辐射剂量降低为源活度的 1/1000。假设防护注射台内操作剂量为 3.7×10^8 Bq（10 mCi），经衰减后注射台外的剂量相当于 3.7×10^5 Bq，符合《电离辐射防护与辐射源安全基本标准》（GB 18871—2002）规定的 ^{18}F 豁免水平（$\leq 1 \times 10^6$ Bq）。用不锈钢包覆铅层，有利于注射台的消毒。防护注射台可以采用固定（图 4-3）或移动的形式，根据实际操作的空间布局而定。

★ 放射性废物桶

高活室内的放射性废物桶用于盛放注射药物后的注射器、针头和留置针等，防护铅当量应根据存放废物剂量水平，推荐不低于 35 mm 铅当量。注射针头需先置于利器盒内，再置于放射性废物桶，以避免清理时发生针头等尖锐物品的泄露和刺伤。放射性废物桶应及时清理，并按照第四章第五

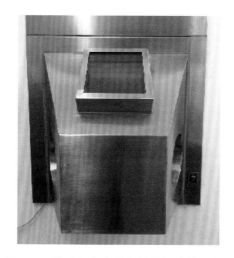

图 4-3 墙壁固定式放射性药物防护注射台

节的放射性废物处理方法处置。

★ 放射性药物分装通风橱

　　高活室内的放射性药物分装通风橱主要用于制剂存储、稀释和分装（图 4-4），不是高活室必备的仪器，根据所在单位的具体操作流程配置。如果高活室接收的放射性药物已经在其他场所（如放射性药物生产实验室或生产厂家）经过分装，成为封存在注射器内的单个患者制剂，则不需要配置分装通风橱；如果高活室接收的放射性药物是一个包装含有多个患者剂量的制剂，或封装在西林瓶中的制剂，需要进一步分装或抽取才能注射，则需要配置分装通风橱。通风橱需

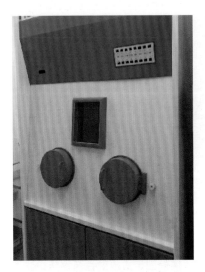

图 4-4　放射性药物分装通风橱

要兼顾静脉注射液分装和放射性辐射防护的要求，根据《医疗机构制备正电子类放射性药品管理规定》，放射性药物最终产品的局部暴露环境应为 100 级，因此，需要通过高效洁净滤膜内循环以保持洁净度。通风橱内、外保持相对负压差，避免放射性废气泄露。放射性防护铅当量根据准许操作的最大剂量而定，通常为 50 mm 铅当量，可保证药物制剂抽取过程中通风橱外表面的辐射剂量达到豁免水平。此外，分装通风橱设置有等当量的铅玻璃窗口用于操作可视化；配备具有缓冲设施的升降装置，用于放射性药物和操作物品的传入和传出；通风橱正面配置带密封手套的操作孔，用于其内部直接操作，也可通过配置机械臂执行操作步骤；分装通风橱内部还需整合照明、紫外消毒和活度计。通风橱内部需要进行日常清洁和消毒，并定期监测尘埃粒子数、沉降菌和表面菌落情况，通常每月一次，根据使用周期更换高效滤膜，每年进行设备检验。

★ 放射性药物传递设施

　　设有放射性药物生产实验室的单位，高活室和生产实验室之间需要配备放射性药物传递装置，用于传递带有屏蔽防护罐的放射性药物制剂。传递设施的形式可根据高活室和生产实验室之间的距离而定：如果两者在同一建筑层面，且距离较近，可以采用传递窗；如果两者距离较远，则需要配备电动或气动的传递设施，且需要具有连锁功能以防止误操作。

　　除以上设施外，高活室内还可设置环境辐射监测探头，并连接到科室的辐射监测系统中，实时监测高活室内的辐射剂量。对于配合 PET/MR 检查的高活室，还可根据需要配备对比剂恒温箱等相关设备。

第二节 高活室内放射性药物操作

　　高活室内的操作主要为注射放射性药物，药物来源分为外购和自行制备两种。外购放射性药物由生产企业负责运输至使用单位；持有第Ⅲ、第Ⅳ类《放射性药品使用许可证》的医疗机构可自行制备放射性药物。放射性药物需要具有放射性屏蔽功能的包装，保证运输过程中的辐射安全，同时需确保制剂不被污染和遗洒。带有包装的放射性药物到达高活室后，经过接收、清包、分装，才能用于注射。高活室内放射性药物操作流程见图4-5。

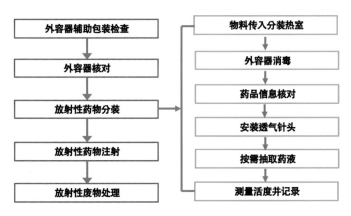

图 4-5　高活室内放射性药物操作流程

★ 放射性药物的包装

放射性药物的包装必须符合放射性药物质量和辐射防护的要求，具有与放射性核素种类和活度相适应的防护装置。

放射性药物包装分内包装和外包装两部分（图 4-6），一般可分为四层。第一层为内容器，直接接触放射性药物制剂，一般为压盖密封的西林瓶，瓶体和胶塞材料符合《中华人民共和国药品管理法》《直接接触药品的包装材料和容器管理办法》等法律法规的要求。第二层为内包装辅助层，是内容器的衬垫物，起防震作用，以免内容器与外容器互相碰撞。第三层为外容器，即主要包装，用以屏蔽射线和保护内容器。不同类型射线的放射性药物，其外容器的材料不同，γ射线的正电子类放射性药物用厚度不等的铅或铅钨合金的

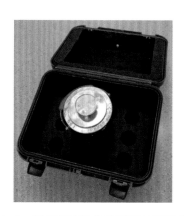

图 4-6　放射性药物外容器及其辅助包装

防护套。第四层为外容器辅助包装，主要用以外容器的防震和方便搬运。

外购放射性药物一般有四层包装，自行制备放射性药物仅有前三层包装。放射性药物的内包装必须贴有放射性药物标签；外容器必须贴有商标、放射性药物标签、放射性药物标志，并附说明书。放射性药物标签必须注明放射性药物的药品名、活度、装量；说明书除注明放射性药物标签内容外，还需注明生产单位、批准文号、生产批号、主要成分、出厂日期、半衰期、适应证、用法、用量、禁忌证、有效期和注意事项等。

★ 放射性药物接收、清包和储存

外购和自行制备的放射性药物均应在高活室完成接收和清包，外购药物首先清除最外层的外容器辅助包装，而自行制备药物直接清理外包装，清包完成后传递入分装通风橱中储存。具体操作步骤如下。

◆ 第一步：检查外容器辅助包装有无破损（自行制备药物直接进入第二步），并用放射性表面污染仪测定是否有污染，如有破损或表面污染，应立即通知发出单位核实处理。

◆ 第二步：打开外容器辅助包装，用放射性表面污染仪测定外容器表面的剂量水平，检查标签和说明书，并与订单核对，经双人确认无误后，填写放射性药物交接单，确认收货，如存在外容器表面污染或信息错误，则拒收此批药物，立即通知发出单位或生产实验室核实处理。

◆ 第三步：用消毒剂、擦拭巾或等效消毒物品清洁外容器的外表面，然后通过缓冲设施将外容器传递至分装通风橱。

◆ 第四步：打开外容器盖，检查内容器上的标签，药物名称应与外容器标签一致。将内容器放回外容器或其他防护容器，用消毒巾或等效消毒设施清洁内容器的胶塞。将药物外容器和内容器储存于分装通风橱，直至当日全部药物注射工作结束。

★ 放射性药物的稀释

接收的放射性药物放射性浓度过高，需要对药物制剂进行稀释，然后再分装适合活度的制剂。稀释液应根据放射性药物的使用说明提前制备，经无菌过滤后使用，如无特殊说明则使用生理盐水。放射性药物稀释操作属于无菌操作，具体操作步骤如下。

◆ 第一步：操作前应对通风橱进行消毒，然后经过缓冲设施传递稀释液、注射器、针头、无菌滤膜、消毒巾等物品。

◆ 第二步：在放射性药物内容器胶塞插上带有无菌滤膜的透气针头，用于平衡容器内外气压。

◆ 第三步：根据外容器标签及衰变规律，计算操作时药物的预期放射性浓度，然后向内容器中加入适当体积的稀释液。预期放射性浓度根据药物使用说明书和操作习惯而定，原则是在使用说明书允许限度内，有利于准确、快速完成之后的分装和注射操作。

★ 放射性药物的分装

放射性药物分装是指用注射器从接收或稀释后的药物瓶中抽取患者的单针制剂。分装属于无菌操作，应严格遵守无菌操作规范，还要遵守辐射防护原则。分装后放射性药物的活度剂量应根据患者体重、用药时间提前计算，并做好记录，包括药物名称、体积、活度、测定时间、计划注射时间等，具体操作步骤如下。

◆ 第一步：根据不同核素标记放射性药物衰变系数、患者注射药物时间及注射所需活度，抽取单针放射性药物制剂，然后放入活度仪测定活度，准确无误后将药物注射器放入防护套。

◆ 第二步：将注射器防护套通过缓冲装置从分装通风橱取出，记录分装的放射性药物名称、操作时间、药物体积、分装前后活度及分装操作人员姓名。

◆ 第三步：分装放射性药物操作完成后，清理分装通风橱，容器中剩余未使用的放射性药物及分装操作产生的放射性废物，按照管理规定进行处理，并记录残留剂量及处置方式。

★ 放射性药物的注射

大多数放射性药物为静脉注射，通常放射性药物静脉推注在高活室的防护注射台进行，动态显像需进行检查床旁注射。鉴于所用药物具有放射性，要求护士具有高水平的静脉注射技术，避免药物注射渗漏，同时要求其具备弹丸注射、运动负荷下注射等技能，高质量静脉注射是保证图像质量的关键因素之一。完成患者放射性药物注射后，及时记录注射部位、注射时间、有无渗漏情况等相关信息，具体操作步骤见第六章第四节。

第三节　高活室操作规程

高活室内所有工作均应建立明确、详细的操作规程，工作人员应严格按照标准开展各项工作。根据工作内容，高活室操作规程可以分为放射性药物操作规程、辐射防护标准操作规程、环境清洁标准操作规程和设备标准操作规程。

★ 放射性药物操作规程

根据放射性药物操作内容划分，应包括操作的详细步骤、判定标准和记录台账等内容。

◆ 放射性药物的接收及存储流程：包括放射性药物接

收或拒收的检查内容和判定标准，接收 / 拒收记录文件等，药物的接收和拒收均需要双人核对，拒收的药物应退回生产商或返回药物生产实验室。

◆ 放射性药物稀释流程：包括稀释判定条件、稀释液选择和配制、稀释量计算方法、稀释后复核等操作的记录表格，操作按照无菌操作技术规程执行。

◆ 放射性药物分装流程：包括分装所需注射器、针头、空气滤膜、消毒巾等耗材准备、分装药量计算、记录等，操作按照无菌操作技术规程执行。

◆ 放射性药物注射流程：包括患者信息核对、注射前消毒、置管、准备冲洗液，药物注射操作细节、注射后处置等，由于每种放射性药物的注射要求不同，需通过附件形式明确每种药物注射流程，要注明注射部位、注射剂量、间隔时间等。药物注射操作参考常规药物注射的护理规定。

★ 辐射防护标准操作规程

辐射防护标准操作规程用于明确工作人员个人和环境的辐射防护操作。

◆ 操作人员辐射防护用品穿戴标准操作规程：操作人员应佩戴个人剂量记录仪，然后用放射性表面污染仪确认辐射防护用品无污染，再按照从上到下、从里到外的顺序佩戴铅帽、铅眼镜、铅围脖和铅衣，穿戴好防护用品后，工作人员方可进行放射性药物操作。

◆ 高活室内辐射剂量监测操作规程：每日工作开始前用放射性表面污染仪检测物表、放射性废物桶及地面辐射剂量，确认无放射性污染后执行操作；操作过程中实时监测高活室的环境剂量；工作结束后再次检测上述位点的辐射剂量，确保无污染和遗洒后离开高活室；上述测量结果进行记录。

◆ 放射性废物桶的废物操作规程：经过 10 个半衰期以上，按照一般医疗垃圾清理，具体处理方法见第三章第六节。

★ 环境清洁标准操作规程

高活室内的放射性药物稀释、分装、注射均为无菌操作，需要在 100 级洁净环境执行，环境卫生有利于降低放射性药物污染风险，提高药物使用的安全性。

◆ 高活室清洁操作规程：包括分装通风橱以外所有区域清洁，如地面、墙面、天花板、操作面等，每日操作前应先移除固体杂物，再用去离子水和无尘布清除表面尘土，然后用 70% 异丙醇消毒巾或等效消毒用品擦拭表面，清洁操作参考 10 000 级洁净室规定。

◆ 分装通风橱内部清洁操作规程：通风橱内部为 100 级洁净环境，先用 70% 异丙醇消毒巾或等效消毒用品擦拭，然后用杀孢子剂喷洒，最后用消毒巾擦干表面液体，每日清洁内容和时间需要记录。通风橱内的尘埃粒子数、沉降菌和表面菌落由实验室自行定期监测，自检周期通常每月一次。

★ 设备标准操作规程

高活室内的设备应按照各自使用说明书和相关法规，建立操作、维护和校验的标准操作规程。

◆ 放射性表面污染仪操作规程：使用前应先带好手套，确认仪器本身无污染，然后测定待测物表面的辐射剂量，要注意观察仪器显示屏上的电量，及时更换电池。放射性表面污染仪属于强制定检仪器，定检周期为 1 年。

◆ 活度计操作规程：使用前首先确定测量井内无残留样品或污染，然后开机预热半小时，再进行本底校正，完成后进行样品测量，测量完成将样品从测量井取出。活度计时间需同 PET/MR 扫描仪时间一致，应定期对两者进行校准。活度剂属于强制定检仪器，检定周期为 2 年。

◆ 放射性药物分装通风橱操作规程：使用前进行清洁和消毒，具体步骤见本节第三部分；应设定年度预维护计划，检查风机、高效滤膜等的状态。高效滤膜定期更换，更换周期根据说明而定，一般不超过一年。通风橱内的尘埃粒子数和无菌情况需由有资质的机构进行定期检测，并出具检测报告，周期不得超过 1 年。

◆ 其他设备操作规程：防护注射台、放射性废物桶等操作简单，可与相关标准操作规程合并。

（帅冬梅　杨　宇　崔碧霄　卢　洁）

—— 参考文献 ——

[1] 静脉治疗护理技术操作规范: WS/T 433—2013[S]. 中华人民共和国国家卫生和计划生育委员会, 2013.

[2] 临床核医学放射卫生防护标准: GBZ 120—2006[S]. 中华人民共和国卫生部, 2006.

[3] 中华人民共和国强制检定的工作计量器具检定管理办法[S]. 中华人民共和国国家市场监督管理总局, 2019.

[4] 电离辐射防护与辐射源安全基本标准: GB 18871—2002[S]. 中华人民共和国国家质量监督检验检疫总局, 2002.

[5] 医疗机构制备正电子类放射性药品管理规定 [S]. 中华人民共和国国家食品药品监督管理总局, 2006.

[6] 操作开放型放射性物质的辐射防护规定: GB 11930—89[S]. 中华人民共和国国家技术监督局, 1989.

第五章

一体化 PET/MR 检查护理操作

PET/MR 检查与其他影像检查相比，患者准备、检查流程、护理工作等相对复杂，因此，对护理工作的要求较高，规范的护理操作流程能够确保检查顺利进行，提高检查质量。

第一节　一体化 PET/MR 检查前准备

由于 PET/MR 检查的特殊性，需要医务人员和受检者均做好前期准备，才能保证检查效果和质量。

★ PET/MR 检查预约

PET/MR 检查前需要预约，医务人员根据受检情况合理安排检查时间，准备注射显影剂，告知检查相关注意事项及流程，进行科普宣教。具体预约流程如下。

◆ 受检者携带检查申请单在 PET/MR 登记室预约。

◆ 登记室人员记录受检者基本信息（包括年龄、性别、身高、体重、空腹血糖、电话等）。

◆ 核对检查项目，明确有无检查禁忌证。

◆ 确定检查时间。

◆ 告知检查注意事项（包括检查当日禁食水、避免剧烈运动、携带相关影像和实验室资料等）。

◆ 特殊情况无法按时检查时，至少检查前一天联系取消或更改时间，以免造成显影剂浪费。

★ PET/MR 受检者前期准备

【常规准备】

◆ 检查前一日至检查当日避免剧烈运动，不宜进行肌肉按摩，检查当日有家属陪同。

◆ ^{18}F–FDG PET/MR 检查前禁食 4 ~ 6 小时，禁食期间可以饮用不含糖的水，检查当日糖尿病患者血糖 < 11.1 mmol/L、非糖尿病患者血糖 < 9 mmol/L。

◆ 检查当日穿着宽松衣物，不带金属纽扣或拉链，尽量保暖，防止因受凉引起棕色脂肪显影。

◆ 检查当日携带 1000 mL 矿泉水。

【特殊受检者准备】

◆ 行动不便的受检者使用无磁轮椅或无磁检查床。

◆ 需要吸氧的受检者使用氧气袋。

◆ 气管插管，留置胃管、尿管、引流管的受检者，检查管路位置，确保固定完好，避免因搬动导致管路滑脱。

◆ 婴幼儿、精神疾病患者等无法配合的受检者需家属陪同，并提前使用镇静剂。

★ PET/MR 检查科普宣教

受检者和家属需了解 PET/MR 检查流程、注意事项、禁忌证、辐射防护等内容,因此,医务人员要进行科普宣教。科普宣教的方法如下。

◆ 语言宣讲,在候诊室等区域提供宣传手册、宣传材料等,护士针对受检者检查项目进行针对性宣教。

◆ 形象化宣讲,如模型展示、实物演示等。

◆ 电化宣讲,如电视、幻灯片、多媒体等。

第二节　一体化 PET/MR 检查前护理

受检者 PET/MR 检查当日以上机检查为时间点,将护理工作分为检查前护理和检查护理两部分。PET/MR 检查前护理包括注射显像剂前、注射显像剂、注射显像剂后三个环节,依次在注射前候诊区(非限制区)、高活室(控制区)及注射后候诊区(监督区)完成。

★ 注射显像剂前护理

受检者注射显像剂前在非限制区等候,护士主要进行以下护理准备工作。

【核对受检者基本信息】

护士核对受检者姓名、性别、年龄及检查项目后，告知检查类型、目的、准备要求、预计费用、药物排泄方式、潜在风险及措施等，受检者及其家属知情同意后签署知情同意书。一体化 PET/MR 检查知情同意书包括"PET/MR 检查知情同意书"（图 5-1）和"磁共振成像增强检查知情同意书"（图 5-2）。

【预置留置针】

根据受检者检查要求及其血管情况，确定所需留置针数量及型号，按照无菌原则及穿刺规范预埋静脉留置针，采用生理盐水 10 mL 冲管使通畅。

【告知检查流程】

由于检查项目应用不同显像剂，注射后等待和检查时间长短不等，护士需告知受检者具体流程，如 ^{18}F-FDG 等待 40~60 分钟，^{18}F-FET 等待 10~15 分钟等；静态显像受检者在高活室注射显像剂，动态显像受检者进入检查室上机后床旁完成；检查时间与部位有关；有些受检查需延迟显像（2 小时后再次检查）等。一般 PET/MR 检查流程见图 5-3。

首都医科大学宣武医院 PET-MR 检查知情同意书

姓名___性别_____年龄_____身高_____cm 体重_____kg 电话_____
尊敬的患者：您好！

欢迎您前来我科行 PET-MR 检查。在检查前，您和您的家属必须对如下情况认真了解。

一、检查注意事项：

PET-MR 检查室内的磁场非常强，任何进入检查室内人员的体内植入或体外携带的铁磁性物品都会被强大的磁场吸引，严重者会造成人身伤害。因此，进入 PET-MR 检查室前被检查者和家属均应仔细阅读，若有所列的随身物品，必须将其放在医护人员指定的地方妥善保存好；不能取出的体内植入物应向申请医生及当班的医护人员咨询，以评估可否做 PET-MR 检查。

被检查者进入检查室前，请确认以下内容：

1、绝对禁忌证：

装有心脏起搏器、人工心脏瓣膜、人工耳蜗、药物剂量控制装置、除颤仪、胰岛素剂量泵、动脉瘤夹术后、冠状动脉支架术后三个月内（支架材质必须为无磁性的材质）、需生命支持及抢救的危重患者。有支架手术史的患者一定要确认支架材料为钛合金或无磁性材质才可做 PET-MR 检查。有各种手术史（特别是器官移植、心肾手术史）患者及家属需于检查前特别声明。

以上禁止事项，如果进行 PET-MR 检查，有可能导致生命危险。

2、相对禁忌证：

进入扫描室检查前，患者及家属必须除去身上所有金属物品：如钥匙、手表、手机、硬币、项链、耳环、戒指、首饰、助听器、别针、发卡、磁卡、腰带、带有金属的衣服和女士内衣等。有手术史、钢钉及钢板等金属植入史、体内有假牙、电子眼、义眼及义肢等、金属节育环、妊娠、幽闭恐惧症、金属碎片溅入史等情况，必须告知医生及护士。不能配合检查的患者需由临床医生进行药物镇静后方可进行检查。

二、温馨提示：

由于 PET-MR 属于放射性影像检查，因此孕妇及婴儿禁止做 PET-MR 检查，孕妇或婴幼儿作为患者家属禁止陪同患者来做 PET-MR 检查，以免造成辐射伤害。

做 PET-MR 检查需要静脉注射显影剂，注射显影剂后建议按压注射部位 5-10 分钟（由于每个人的凝血机制存在个体差异，请根据自身情况选择按压时间），以免注射部位渗血造成皮下瘀血。个别患者由于肥胖、年龄大或药物治疗等原因造成血管情况不好，注射显影剂时可能会出现注射部位外渗，造成局部肿痛，我们会尽力给予积极处理，请您和家属予以理解和配合，肿胀部位经皮下吸收后会自行缓解。

请您详细阅读本知情同意书，如果您已经清楚了解以上情况，并确认自己不存在以上注意事项，同意进行 PET- MR 检查，并同意本次检查所涵盖的图像数据信息可以用于相关科研文章发表，请签名。

患者签名：_____
监护人/家属：_____ 与患者的关系：_____ _
医师签名：_____
日期：_____年____月____日

图 5-1　PET/MR 检查知情同意书

首都医科大学宣武医院核医学科 PET/MR 检查室

PET/MR 增强检查知情同意书

您进行 MRI 增强检查扫描时，需注射增强显影剂钆喷酸葡胺注射液，由于使用该药的部分人群可发生过敏反应，请家属陪同检查。心肾功能不全者慎用，检查后多饮水。

过敏症状如下：

1、恶心、呕吐、荨麻疹，局部红斑。

2、局部疼痛、热感、麻木感、喉部水肿。

3、寒战、眩晕、窒息感、呼吸困难、痉挛、发抖。

4、心慌、心律不齐、低血压或高血压。

5、极个别患者可能出现过敏性休克，有生命危险。

6、过敏反应多在注射后五分钟左右出现，注射室使用高压注射器，个别患者血管条件较差时，可能出现皮下渗漏、肿胀、疼痛。

我同意做 PET/MR 增强扫描检查及注射上述增强显影剂，充分了解

并清楚知晓接受上述 PET/MR 增强扫描检查和注射的药物可能带来的损伤及各种不良反应，愿意承担相关风险。

患者家属确认签字：

日期：　　年　　月　　日

图 5-2　磁共振成像增强检查知情同意书

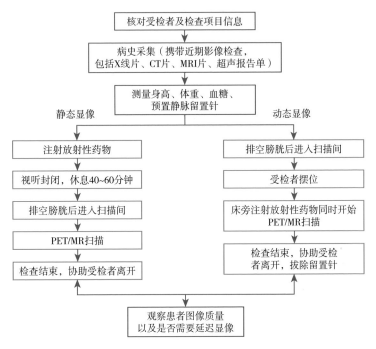

图 5-3　PET/MR 检查流程

【告知注意事项】

受检者在注射显像剂后相当于一个放射源，为避免不必要的辐射，护士应尽量在注射前将相关事项告知受检者，包括注射显像剂、注射后等候、检查及检查后各个环节，具体如下。

◆ 更换检查服，取下所有金属物品。

◆ 注射显像剂后止血棉签弃入放射性废物桶。

◆ 注射后在指定候诊区等候，避免离开该区域，闭目安静休息。

◆ 检查过程中如有不适，可按压报警球。

◆ 检查结束按照医生指示离开。

◆ 检查后直接回家，避免去人员聚集区。

◆ 多饮水、多排尿，10个半衰期内（如 ^{18}F-FDG 约18.5 小时）远离孕妇和婴幼儿（隔室居住），如有问题可电话咨询等。

【医生接诊】

护士引导受检者至医生处问诊，采集信息主要包括主诉、现病史、既往史及其他影像学和实验室检查结果，特殊疾病如乙肝、艾滋病或者其他传染病病史时，提醒护士注意防范。医生接诊结束后，护士引导受检者至高活室准备注射显像剂。

显像剂注射护理

护士进行注射显像剂前需要提前做好准备，高活室属于控制区，进入高活室前在缓冲区穿戴好防护用品（见第六章第五节）。

【检查用药及相关耗材准备】

◆ 相关耗材：注射药物前准备留置针、棉签、止血带、生理盐水等；还需准备显像剂分装所需器械，如注射器、持物钳等。

◆ PET 显像剂：启动分装热室通风橱对所需显像剂进行分装，根据患者体重、显像时间等信息计算显像剂的剂量（见第四章第二节）。

【显像剂注射】

显像剂注射包括静脉推注、弹丸注射、运动或药物负荷下静脉推注，具体护理见本章第四节。

★ **注射显像剂后护理**

受检者注射显像剂后在指定候诊区等候检查，护士通过监视器持续观察受检者状态，根据情况需要做心理疏导，缓解紧张情绪；特殊情况如癫痫发作等，及时到现场进行处理。

第三节 一体化 PET/MR
检查护理

PET/MR 检查护理包括受检者上机前准备、检查过程中、检查结束后护理三个环节，以上环节受检者均位于监督区（给药后候诊区和检查室）。

受检者上机检查前护理

受检者上机检查前护士再次核对基本信息和检查禁忌证，然后引导受检者进检查室、上扫描床，协助受检者佩戴听力保护专用耳机，双上肢与躯干间使用衬垫避免皮肤接触形成环路而受到灼伤；协助检查技师根据检查部位选择专用线圈，放置线圈时注意不要压迫受检者；使用定位激光灯时，嘱受检者闭眼；做好心理疏导，避免受检者可能出现恐惧和 / 或烦躁情绪；提醒受检者若有不适按压报警球。

受检者检查过程中及检查后护理

检查过程中护士应密切观察患者状态，准备处理突发状况。检查结束后引导受检者至休息室等候，如医生判读图像后需要延迟显像，护士嘱受检者根据时间再次检查，上机前排空膀胱；若医生确认检查结束，护士为受检者拔除留置针，MRI 增强检查者拔针前用生理盐水 20 mL 冲洗注射管路，减少局部反应及静脉炎的发生；注射点用棉签按压 3 ~ 5 分钟（凝血功能异常或应用抗凝药物者按压 10 分钟），如有显像剂渗漏，抬高患肢，根据渗液程度选用 50% 硫酸镁、黏多糖软膏、0.05% 的地塞米松局部湿敷或泡沫敷料（康惠尔渗液吸收贴）外敷（见第六章第四节）。

★ 特殊人群的护理

特殊受检者如儿童、痴呆患者、癫痫患者等，上机检查前、检查过程中及检查结束后需要特殊护理。

【儿童】

儿童在检查过程中经常产生害怕、焦虑、反抗等反应，适当心理干预可以提高检查成功率。护理工作包括以下内容。

◆ 了解患儿病史（既往史、手术史、哮喘等）；稳定患儿情绪，必要时可提前进入扫描间适应环境。

◆ 对于无法配合的儿童需进行药物镇静，观察生命体征，包括呼吸、心率等，检查结束后在休息区清醒后离开。

◆ 家长可以陪同患儿进入扫描间检查，开启监控和对讲系统，患儿身体进行固定，防止坠床。

【痴呆患者】

痴呆患者自理能力降低，因此需要护士加强和患者的沟通交流，提高检查的配合度，让家属陪同，指导家属协助检查，消除患者紧张情绪和恐惧心理，保证检查安全。

【癫痫患者】

癫痫发作若不及时处理，可能会危及患者生命。护理工作包括以下内容。

◆ 了解患者发病症状和规律，若频繁发作需给予镇静处理后再行检查，临床医生陪同检查，及时评估患者情况。

◆ 检查过程中播放轻松的音乐，舒缓患者紧张情绪。

◆ 佩戴眼罩，减少光刺激。

◆ 密切观察受检者情况，如癫痫发作及时终止检查，进行快速处置，严重者联系急诊室或者相关医生。

【危重症患者】

危重症患者检查时需密切观察病情，若检查过程中出现意外情况，立即终止检查，进行抢救。护理工作包括以下内容。

◆ 与主管医生沟通，详细了解患者病情，针对可能出现的突发状况，制定相应护理计划。

◆ 向受检者及其家属告知检查的必要性、检查过程中可能出现的危险情况及相应处理对策。

◆ 准备急救设备，与检查技师及医生沟通，适当缩短检查时间。

◆ 医生、护士陪同检查，必要时使用磁共振兼容监护仪器。

【低血糖患者】

通常糖尿病患者发生低血糖反应时血糖浓度 < 3.9 mmol/L。护理工作包括以下内容。

◆ 轻度低血糖受检者采取单糖治疗，如口服含糖饮料或服用 10 ~ 15 g 单糖药物，监测血糖水平，直至恢复正常水平。

◆ 重症低血糖受检者需要静脉注射用药，采取 50% 葡萄糖注射液，剂量 40.0 ~ 100.0 mL，必要时吸氧，动态监测血糖直至恢复正常。

第四节 一体化 PET/MR 检查
药物注射护理

PET/MR 检查需使用 PET 显像剂和 MR 对比剂，因此，护士需要熟练掌握这两类药物的注射护理。

★ 显像剂注射技术及护理

PET 显像剂的注射包括静脉推注、弹丸注射、运动或药物负荷静脉推注。

【静脉推注】

静脉推注通常于高活室内进行，主要用于静态显像。若受检者有静脉留置针，注射前先确认是否能正常使用；然后推注放射性药物，再用生理盐水 20 mL 冲管，保证所有显像剂进入受检者体内；拔针后用棉签按压注射点 5 ~ 10 分钟，按压棉签或棉球丢弃至放射性废物桶。有时受检者一次 PET/MR 检查需要多次注射，包括两种 PET 显像剂或 PET 显像剂和 MR 对比剂，需要预置静脉留置针。注射两种 PET 显像剂时，先注射短半衰期核素（如 ^{13}N-Ammonia），完成显像后等待 10 个半衰期，再注射长半衰期核素（如 ^{18}F-FDG）进行显像；注射 PET 显像剂和 MR 对比剂时，分别开通两条静脉通道，MR 对比剂注射使用高压注射器（图 5-4）。检查结束后拔除留置针。

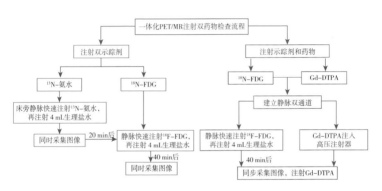

图 5-4　一体化 PET/MR 注射双药物检查流程

【弹丸注射（床旁注射）】

主要用于 PET 动态显像，待受检者上机后，于床旁完成注射，注射时间需要与检查技师采集配合。弹丸注射要求显像剂以小体积在一定压力下快速进入静脉，操作流程与普通静脉推注不同，先推注放射性药物，再解除止血带。

【运动或药物负荷静脉推注】

进行药物负荷时分别静脉注射负荷药物和显像剂；运动负荷在受检者负荷达标后静脉注射放射性药物，此时受检者要保持运动状态以维持负荷量；因此，药物负荷、运动负荷都需要预置留置针。

★ MR 对比剂注射技术及护理

MRI 增强检查分为常规增强和动态增强，常规增强对于注射速率和增强时间没有特殊要求，护士静脉推注对比剂即可；有些病变需要动态增强检查，必须采用高压注射器推注对比剂。

【静脉推注】

先用 75% 酒精消毒预先留置针接口，连接注射器抽吸回血，然后匀速推注对比剂。推注过程中观察穿刺点周围有无肿胀、红斑或皮肤苍白，同时观察受检者是否有不适。对比剂推注完毕夹毕留置针，更换生理盐水 20 mL 静脉推注，以保证对比剂进入受检者体内。注射速率 1.5～2.0 mL/s，对比剂和生理盐水溶液推注时间控制在 20 秒内。

【高压注射法】

MR 高压注射器根据流动控制系统原理，能在强磁场环境下工作，由控制台、手控启动开关、注射头、遥控支架、电源系统组成，电脑自动精确控制流速、流量和压力，能准确控制对比剂的流速及注射时间，存储多种注射程序，有注射、暂停、再注射及延迟注射等多种功能（图5-5）。高压注射器主要用于动态增强扫描，包括颅脑灌注成像，脑垂体、乳腺、腹部、心脏增强扫描等。使用高压注射器前检查针筒有效期，确定没有裂痕、配件齐全，然后在注射器头安装两只可弃式 65 mL 前装式注射针筒，A 针筒为对比剂，B 针筒为生理盐水，将 T 型连接管的直立部分与 A 筒连接，外

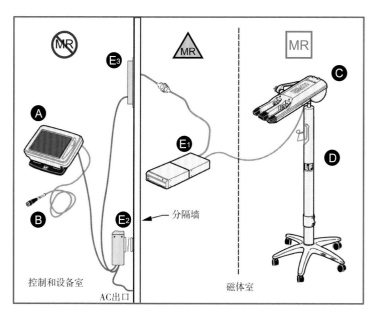

图 5-5　高压注射器结构

控制台（A）、手控启动开关（B）、注射头（C）、遥控支架（D）、电源系统（E[1~3]）

延侧管与 B 筒连接，排出针筒、连接管、包针导管中残留的空气，将高压注射器倒置，有利于残留小气泡浮于针管尾部，以防止空气栓塞的发生。生理盐水的作用是填充延长管，排出管内空气，并在对比剂注射完毕后，将剩余在延长管内对比剂全部推入静脉内，以确保剂量精确，避免不必要的浪费。采用 75% 酒精消毒留置针接口，将静脉留置针与连接管另一端衔接，连接管与套管针必须旋紧，防止注射时脱落而发生意外，连接时要注意排尽螺旋口的空气。妥善固定延长管，使之能随着扫描床移动，而不致引起留置针牵拉或脱出。连接好高压注射器后，试注射生理盐水 10 mL，用手指尖轻触针尖前方目标血管的皮肤，指尖有液体流动感，手指触摸进针处无硬结。

（李秋萍　董婷婷　戎冬冬　卢　洁）

—— 参考文献 ——

[1] BEHZADI A H, ZHAO Y, FAROOQ Z, et al. Immediate allergic reactions to gadolinium-based contrast agents: a systematic review and meta analysis[J]. Radiology, 2018, 286(2): 471-482.

[2] 帅冬梅, 卢洁, 李秋萍, 等 . 一体化 PET/MR 受检者护理需求及影响因素调查 [J]. 医学影像学杂志, 2019, 29（7）: 1209–1212.

[3] 帅冬梅, 卢洁, 梁志刚, 等 . 一体化 PET/MR 检查的护理配合 [J]. 中日友好医院学报, 2016, 30（4）: 258, 260.

第六章

一体化 PET/MR 检查安全

一体化 PET/MR 是目前国际最前沿的多模态多参数影像检查设备，能够同步进行 MRI 和 PET 检查，获得全面的诊断信息，但是 MRI 检查需要强大的外加静态磁场和变化的梯度磁场，PET 检查显影剂有辐射风险，检查流程复杂，保证患者的检查安全更加重要。2019 年末新型冠状病毒感染疫情的爆发，如何避免检查过程中可能发生的病毒感染，又对检查安全提出了新挑战。

第一节　MR 磁场安全

一体化 PET/MR 扫描仪的 MR 为高场 3.0 T 设备，静磁场很大，扫描时梯度磁场快速切换，而且射频脉冲被人体吸收后，会导致体温升高，因此，MRI 检查有绝对和相对禁忌证，安全管理问题需要高度关注。

★ 安全筛查

◆ 任何参与 PET/MR 检查的工作人员、受检者、陪同人员等进入扫描间前必须去除所有磁性金属附属物，如磁卡、手表、钥匙、硬币、发卡、手机及电子通信设备等。

◆ 无意识或反应迟钝的患者，不能提供可靠的手术、创伤或金属异物信息，由主管临床医生和家属协同确认检查的安全性。

◆ 基于伦理学要求，不建议早孕期（12 周以前）女性进行 MRI 检查。

◆ 行动不便受检者使用无磁轮椅或无磁床。

◆ 当 PET/MR 检查室发生火灾等紧急情况，若强磁场仍然存在，急救器械、呼吸机、血压计、监护仪等均应为安全无磁装置才能进入检查室，如必须携带铁磁性金属设备进入，应先进行失超，确认安全后才能进入。

植入物筛查

◆ 动脉瘤夹常用于颅内动脉瘤和动静脉畸形的治疗，强铁磁性材料及弱铁磁性材料的动脉瘤夹尚不建议进行 MRI 检查。

◆ 磁性眼内植入物可能在强磁场发生移位，不建议进行 PET/MR 检查。

◆ 人工耳蜗是一种电子装置，磁极会因 MRI 扫描发生翻转，需要通过有创手术方法进行复位，不建议进行 PET/MR 检查。

◆ 临床上大多数心脏起搏器设备不能与 MRI 扫描设备兼容，不建议进行 PET/MR 检查。

◆ 人工心脏瓣膜和瓣膜成形环 MRI 检查安全，手术后可以进行 PET/MR 检查，但由于不同厂家产品的差异性，检查前应对材料进行确认。

◆ 骨科植入物如钢板、钢针及各种人工关节等，大多为非铁磁性或弱磁性，通常 MRI 检查不会移动，可以进行 PET/MR 检查，但植入物会引起图像伪影，另外也有热灼伤风险。

◆ 牙科固定植入物通常 MRI 检查不会发生移动，但会出现图像伪影。目前冠状动脉支架产品在 3.0 T（含）以下 MRI 检查安全，2007 年前的外周动脉支架可能有弱磁性，但通常认为手术 6 周后可以进行 MRI 检查。

◆ 宫内节育器一般由铜制成，3.0 T（含）以下 MRI 检查未发现不良反应，但会产生图像伪影。

✦ 医用装置安全性

静脉输液、药物灌注和化疗等需要而植入的输液泵和留置导管等，临床应用日趋增多。输液泵通常植入于胸部皮下，由穿刺座和静脉导管系统组成，材料主要有合金、硅橡胶和塑料等，呈非铁磁性和弱磁性，可进行 MRI 检查。带有胰岛素泵患者 MRI 检查前需要移除，因为强磁场可能破坏其功能。

第二节　PET 固体放射源安全

一体化 PET/MR 每日检查前质量控制需要使用放射源，其中固体放射源是 ^{68}Ge，半衰期为 9 个月（270.8 天），使用完毕后要将放射源送回源库存放。根据《中华人民共和国放射性污染防治法》和《放射性同位素与射线装置安全和防护条例》，2011 年 4 月 18 日中华人民共和国环境保护部令（第 18 号）公布《放射性同位素与射线装置安全和防护管理办法》，使用单位对放射源应当根据其潜在危害，建立相应的防护和安全管理措施。

★ 放射源分类及辐射事故分级

国务院 2005 年 9 月 14 日发布《放射性同位素与射线装置安全和防护条例》，依据放射源对人体健康和环境潜在危害程度，将放射源从高到低分为 I、II、III、IV、V 类：I 类放射源为极高危险源，无防护情况下接触几分钟至一小时致死；II 类放射源为高危险源，无防护情况下接触几小时至几天致死；III 类放射源为危险源，无防护情况下接触几小时造成永久性损伤，几天至几周致死；IV 类放射源为低危险源，基本不会造成永久性损伤，但长时间、近距离接触可造成可恢复的临时性损伤；V 类放射源为极低危险源，不会造成永久性损伤，^{68}Ge 属于此类放射源。

放射源发生丢失、被盗属于辐射事故，按照辐射事故性质、严重程度、可控性和影响范围等因素，分为特别重大、重大、较大和一般辐射事故四个等级。特别重大辐射事故是指 I 类和 II 类放射源丢失、被盗、失控，造成大范围严重辐射污染后果，或者放射性同位素和射线装置失控导致 3 人以上（含 3 人）急性死亡；重大辐射事故是指 I 类和 II 类放射源丢失、被盗、失控，或者放射性同位素和射线装置失控导致 2 人以下（含 2 人）急性死亡或者 10 人以上（含 10 人）急性重度放射病、局部器官残疾；较大辐射事故是指 III 类放射源丢失、被盗、失控，或者放射性同位素和射线装置失控导致 9 人以下（含 9 人）急性重度放射病、局部器官残疾；一般辐射事故是指 IV 类或 V 类放射源丢失、被盗、失控，或放射性同位素和射线装置失控导致人员受到超过年剂量限值的照射。

★ 固体放射源管理及失控应急处理

PET 质控源 ^{68}Ge 属于 V 类放射源，如发生丢失或被盗，可能导致接触人员受到超过年剂量限值的照射，甚至引发环境污染、社会恐慌。核医学科应针对 ^{68}Ge 放射源实行安全管理，由专人保管，保管员需要完成辐射安全培训，考试合格后上岗。储存、领取、使用、归还时，进行登记检查记录，做到账物相符。单独源库存放，源库门口设置明显的放射性标志，安装防盗门和安全报警系统。发现放射源丢失或被盗时，工作人员应封锁现场，同时报告科室负责人及医院相关职能部门（如保卫处、医学工程处、医务处），由医院职能部门分别向公安部门、环保部门、卫健委、卫生监督所进行汇报。科室需积极配合公安、环保等部门查处工作，认真调查事故原因并写出总结报告，对问题加以改进，完善安全管理措施和制度。同时制定失控应急预案，迅速、有效、规范地开展放射源丢失或被盗紧急事故卫生应急处理预案，最大程度减少事故造成的人员损伤和社会影响，保障公众身体健康、维护社会稳定。

第三节　PET 放射性药物遗洒处理

　　PET/MR 检查需要应用的正电子类放射性药物制剂为注射液，在高活室内进行放射性药物的分装及注射准备时应规范操作，如发生小剂量放射性药物遗洒，按照放射性表面污染去除原则和程序进行处理。正电子类放射性药物发射 511 keV 高能 γ 射线，工作人员操作时做好外照射防护，对遗洒液体药物及时正确处理，防止污染扩散，避免无关人员对意外污染不知情而受到照射。遗洒处理结束后科室负责人需调查事件的起因及过程，对处理措施进行评价，如若是违规操作引发的遗洒事故，需要总结教训，积极整改。

★ 放射性药物遗洒区域处理

发生放射性药物遗洒时，当事人首先向科室上级负责人（通常是工作组组长）汇报放射污染情况，包括遗洒发生的时间、地点、放射性核素、剂量及污染范围等，协助负责人指导无关人员疏散。然后当事人需要及时对遗洒污染区进行处理，用吸附纸"蘸"去污染液体，再由外向内螺旋擦拭，切记乱抹扩散污染范围，此过程中可由另一工作人员手持放射性表面污染仪检查，锁定污染范围进行擦拭，擦拭后的吸附纸放入放射性废物袋。如果是有人员通行的场所，污染源处理完成后，负责人需要用有色笔勾画污染范围，在外围设立放射性警示标志牌，记录污染发生的时间及放射性核素名称，根据残留剂量多少及空间情况放置铅屏风。正电子类放射性药物半衰期很短，其中半衰期最长的是 ^{18}F，为 109.8 分钟，^{11}C、^{13}N、^{15}O 半衰期较短，依次为 20.5 分钟、10 分钟、2.1 分钟，放置 10 个半衰期后（如 ^{18}F 放置 10 个半衰期，约为 18.5 小时）区域辐射降至本底水平，可重新投入使用，使用前再次用放射性表面污染仪检测确认是否安全。

★ 放射性药物遗洒人员处理

发生放射性药物遗洒时，当事人如果同时也被药液污染，应在向负责人汇报完污染情况后，先对自身污染进行处理，污染区域交由负责人接手处理，负责人接手处理前应做好外照射防护。当事人处理自身污染时，先确定污染部位、范围及程度，去污应遵循先低污染区、后高污染区和先上后下的顺序。优先处理手部污染，然后是人体孔腔（如眼、口、鼻等）处污染，注意皮肤褶皱处和指甲缝处的去污。受污染工作服脱去时，注意用无污染处衣物区域包裹污染区衣物、不断卷脱，最后放入放射性专用废物袋，废物袋扎紧口后由其他工作人员迅速移至放射性废物储存室存放，记录污染时间和放射性核素名称。当事人随后在缓冲区淋洗，先用肥皂擦洗污染局部，再全身淋浴。当事人淋浴结束后再用放射性表面污染仪进行检测，检测值达到允许标准后才能离开。

第四节　MR 对比剂不良反应预防及处理

MRI 增强检查需要注射对比剂，护士应充分了解对比剂的临床安全性应用及各种不良反应，并进行正确应急处理，科室应制定相关的应急预案。

★ 对比剂的理化特性

钆对比剂根据其化学结构分为线性螯合物和大环状螯合物，根据 Gd 离子状态分为离子型和非离子型。钆对比剂有两个稳定性指标，动力学稳定性及热力学稳定性。大环状钆对比剂的稳定性基本相当。钆对比剂的稳定性越高，相关的不良反应越少。不同类型钆对比剂综合稳定性由高至低排序如下：大环状对比剂＞离子线性对比剂＞非离子线性对比剂。

★ 对比剂的不良反应及处理

钆对比剂的安全性高于 X 线（X 线造影、CT、DSA）使用的碘对比剂，其不良反应的发生率较低，绝大多数程度较轻。急性不良反应发生率为 9.2/10 000，严重不良反应的发生率为 0.52/10 000。科室相关人员需定期应急演练对比剂不良反应抢救，一旦发生对比剂不良反应，所有操作应立即停止，检查技师、医生立即配合护士争分夺秒开展抢救，同时通知急诊室医生，按照不良反应应急预案组织抢救。

【对比剂过敏反应】

※ 对比剂过敏反应按严重程度分为轻度、中度、重度过敏反应。

◆ 轻度过敏反应：轻度不良反应症状及体征轻，包括出汗、瘙痒、皮疹、荨麻疹、皮肤苍白或潮红、恶心、咳嗽、头痛、头晕、颜面部肿胀、发热、寒战、焦虑等。轻度不良反应需观察确认症状缓解或者无进展，一般不需治疗，安静休息，吸入新鲜空气或低流量给氧，多饮水，有些患者根据需要可以口服抗组胺药物（氯苯那敏或苯海拉明），或静脉注射地塞米松 10 mg。

◆ 中度过敏反应：中度不良反应症状和体征明显，表现为全身性或弥漫性红斑、心动过速或心动过缓、轻度低血压、高血压、支气管痉挛、喉头水肿等，病情进展时甚至危及生命，必须立即治疗，密切监测生命体征，开放静脉通道。若受检者无高血压、心脏疾病、甲状腺功能亢进症等，给予肾上腺素皮下注射 0.3 ~ 0.5 mg；静脉滴注地塞米松 10 ~ 20 mg 或氢化可的松 50 mg，同时静脉滴注 5% ~ 10% 葡萄糖盐水 100 mL+ 氢化可的松 100 mg；适当给予吸氧、保暖；若有喉头水肿，加用地塞米松 5 mg、肾上腺素 1 mg 做喉头喷雾，做好气管插管及气管切开的准备。立即通知急诊科及有关临床科室，尽快送往有关科室继续观察。

◆ 重度过敏反应：重度不良反应常危及生命，表现为严重低血压、严重心律失常、心搏骤停、意识丧失、喉头水肿、惊厥等，需迅速识别并立即积极抢救，密切监测生命体征，开放静脉通道。呼吸抑制、心搏骤停者就地抢救：给予肾上腺素 0.1 ~ 0.2 g 皮下注射，地塞米松静脉推注，同时进行心肺复苏术，做好气管插管及气管切开准备；紧急处理的同时立即请急诊科及有关科室医生抢救。

※ 对比剂过敏反应按发生时间分为急性、迟发性、极迟发不良反应。

◆ 急性不良反应：钆对比剂注射后 1 小时内出现的不良反应为急性不良反应。症状一般较轻，发生率约为 81%，常见症状有胸闷、咳嗽、发热、恶心、荨麻疹等，大多可自行缓解。较为严重的不良反应罕见，发生率约为 6%，可有呼吸困难、血压下降、心率异常、喉头水肿、支气管痉挛、休克等症状。为减少急性不良反应的发生风险，建议受检者注射对比剂后，留院观察 20~30 分钟再离开。

◆ 迟发不良反应护理：对比剂注射后 1 小时至 1 周之间出现的不良反应为迟发不良反应。常见症状有恶心、呕吐、肌肉疼痛、头痛、皮肤隆起、红斑、肿胀、瘙痒等，不需药物治疗。严重皮肤反应需要药物治疗。

◆ 极迟发不良反应护理：对比剂注射 1 周后出现的不良反应为极迟发不良反应。以皮肤硬化为特征的肾源性系统性硬化症发生与钆对比剂注射有关，仅发生在肾功能损害患者，疾病进程为几天至几周。目前 NSF 无有效的治疗方案，肾功能恢复正常后症状会得到改善。

【其他不良反应】

其他的对比剂不良反应包括注射局部反应和外渗反应。

◆ 注射局部反应有硬结、红肿、冷感等，留观休息 30 分钟，症状可消失。为预防局部反应，可采用 20 mL 生理盐水冲洗注射局部，以降低药物的残留浓度，减少局部反应及静脉炎的发生。

◆ 对比剂外渗反应与药物、血管情况、留置针型号、推注速度等因素有关，其中高压注射器注药速度快，对血管壁冲击力大是造成外渗的主要原因。处理措施主要为抬高患肢，促进血液回流；应用泡沫敷料（康惠尔渗液吸收贴）外敷，3~4天后有明显改善。

★ 对比剂不良反应的预防

为了预防钆对比剂不良反应的发生，MRI增强检查前医务人员应详细询问受检者病史。既往出现过中重度不良反应的患者、肾功能不全的妊娠患者和哺乳患者、说明书中规定禁用的患者，均禁止使用钆对比剂。急性肾功能不全患者、终末期肾功能不全且未进行规律血液透析的患者，禁止使用线性钆对比剂。既往应用出现过轻度不良反应、过敏性疾病、重大过敏反应、哮喘、慢性轻中度肾功能不全患者，慎重使用钆对比剂。无上述风险受检者签署知情同意书后进行检查，使用含钆对比剂时按照说明书的推荐剂量。需要重复给药者要保证前次对比剂从体内完全排出，一般建议使用间隔时间为7天。接受血液透析的患者，给予钆对比剂后立即进行血液透析。

　　对比剂的不良反应主要与对比剂的黏度有关，黏度与温度成反比，温度越低黏度越高，在血管内滞留时间也越长，对血管内皮细胞损伤越大，引发不良反应和外渗概率越高，因此使用恒温箱将对比剂加热至 37℃，既可以保证理化性能不发生改变，也可以最大程度降低黏度，减轻注射部位的疼痛，降低不良反应的发生率。

　　钆对比剂在以下特殊人群的应用需要特别关注。

　　◆ 肾功能不全患者：肾功能不全患者需谨慎使用钆对比剂，如必须使用需采取预防措施；对于常规隔天血液透析的患者，使用钆对比剂后推荐连续 2 天行血液透析。

　　◆ 妊娠期患者：钆对比剂对胎儿的影响尚不清楚，因此妊娠期和备孕期患者应谨慎使用，推荐使用大环状对比剂，并根据说明书使用最低剂量。

　　◆ 哺乳期患者：哺乳期患者使用钆对比剂后，仅有非常少量通过乳汁排泄，24 小时后可以正常母乳喂养。

　　◆ 儿童患者：儿童建议使用大环状钆对比剂，根据年龄和体重调整钆对比剂用量，并尽可能减少钆对比剂重复使用。

第五节　一体化 PET/MR 检查疫情期间感染防控

PET/MR 检查在传染病流行期间，需要进行卫生安全防护。以 2019 年末暴发的新型冠状病毒肺炎（COVID–19，以下简称新冠肺炎）为例，这种病毒具有潜伏期长、传染性强、起病隐匿、人群普遍易感及存在无症状感染者等特点。疫情期间医院人员密集、流动性大，成为病毒感染的高风险区域，因此，疫情期间的感染防控工作至关重要。

★ 医务人员防护要求

为降低检查过程中的病毒传播风险，疫情期间工作人员应严格遵循新型冠状病毒肺炎防控方案。医务人员应根据情况选择防护用品。

◆ 确诊 / 疑似新冠肺炎患者一般情况不建议进行 PET/MR 检查，特殊情况需要进行检查，医护人员按照三级防护穿一次性防护服、一次性鞋套、戴一次性乳胶手套、医用防护口罩、全面型呼吸防护器或正压式头套。

◆ 检查可疑新冠肺炎患者，医务人员按照二级防护穿防护服或工作服（白大褂）、戴医用防护口罩、一次性乳胶手套、防护眼镜、必要时穿一次性鞋套。

◆ 检查常规门诊和病房患者，医务人员按照一级防护穿工作服、戴一次性工作帽和医用外科口罩。

★ PET/MR 检查规范操作

新冠肺炎疫情流行期间，医务人员应严格按照区域划分及流程正确穿脱个人防护装备，以避免造成各区域的交叉污染。

◆ 接诊时尽量与受检者保持一米距离。

◆ 注射显像剂前后护士按六步洗手法行手消毒，每例受检者均需更换无菌用品。

◆ 注射显像剂结束后，对操作台面、使用器械进行表面消毒，对注射室及受检者候检室进行空气消毒。

◆ 检查过程中应要求受检者全程戴口罩（无金属丝），为患者提供一次性床单和鞋套。

★ PET/MR 设备及检查室消毒

【常规消毒措施】

新冠肺炎疫情期间 PET/MR 设备及检查室每日常规消毒两次，于早晨工作前及当日检查完成后进行。PET/MR 设备不耐腐蚀，推荐使用 75% 酒精软布，擦拭后自然晾干；与受检者直接接触的设备附件（如扫描床、呼吸绑带及 PET/MR 线圈等）必要时进行二次消毒。对于暴露在空气中的电子线路接口，由于有电子电路针脚或针孔，建议使用无水乙醇或专用套装擦拭消毒，自然晾干。严禁使用喷雾剂消毒医疗设备，以免渗入设备内部，引起短路或腐蚀。检查间内可移动物品应移至检查间外进行消毒，待完全晾干后再归位使用。检查室环境物表和地面500 mg/L 含氯消毒液擦拭。接诊确诊/疑似病例，日常消毒需要强化，每日擦拭消毒4次，环境物表及地面使用2000 mg/L 含氯消毒液，设备表面用75% 酒精擦拭2遍。

【局部强化消毒措施】

设备表面及检查间物表、地面被患者的血液、体液或分泌物污染时，少量污染物可用一次性吸水材料（如吸水纸、纱布等）蘸取 5000 ~ 10 000 mg/L 含氯消毒液小心移除；大量污染物应使用一次性吸水材料完全覆盖后用足量的5000 ~ 10 000 mg/L 含氯消毒液浇在吸水材料上，作用30分钟以上，小心清除干净，清除过程中避免接触污染物；污染移除后的清洁擦拭由外向内清洁，最后污染的环境物体表面进行消毒；消毒后需用表面污染仪检测，无放射性污染可恢复使用；若有放射性污染，则需要放置一段时间，待辐射水平降至本底后再使用。

【终末消毒】

检查确诊/疑似患者，检查后在院感指导下迅速进行整体的终末消毒。终末消毒人员按上述三级防护级别穿戴防护用品，并需行空气消毒。根据需要消毒范围准备足量消毒液和消毒工具，按照先空气消毒，后环境物表消毒，最后垃圾处理顺序行终末消毒。PET/MR 检查室空气消毒建议采用无磁紫外线消毒仪照射消毒，关好房门，密闭 2 小时后开门通风。

★ "涉疫情医疗废物"处理原则

疑似 / 确诊病例检查产生的医疗废物称为"涉疫情医疗废物"，应使用双层医疗废物包装袋进行包装，喷洒消毒剂后，进行密封包装，再装入一次性耐压硬质纸箱内并密封，密封后禁止打开，纸箱表面做好"涉疫情医疗废物"标识。"涉疫情医疗废物"要做到专人管理、及时收集、做好记录、分类存放、专车运输、定点处置。高活室产生的废物，由于属于放射性废物，需按照放射性废物处理原则（见第三章），先放置 10 个半衰期后经表面污染仪检测辐射水平降至本底，再按照"涉疫情医疗废物"处理。局部污染物清洁消毒产生的废物，也需要兼顾放射性废物处置原则，先用表面污染仪检测，如辐射水平高于本底值，则处置同高活室废物；若辐射水平正常，直接按照"涉疫情医疗废物"处置。

（杨宏伟　王佩佩　李倩文　卢　洁）

参考文献

[1] 中华人民共和国国务院令. 放射性同位素与射线装置安全和防护条例 [S]. 国务院, 2005.

[2] 中华人民共和国环境保护部令. 放射性同位素与射线装置安全和防护管理办法 [S]. 环境保护部, 2011.

[3] 李彦, 严福华. 磁共振成像安全管理中国专家共识 [J]. 中华放射学杂志, 2017, 51 (10): 725-731.

[4] CHANDRA T, MOHAN S. Role of contrast in MR imaging[J]. Top Magn Reson Imaging, 2016, 25 (4): 151-156.

[5] 严福华. 重视钆对比剂的安全性应用, 不断提高影像诊断水平 [J]. 中华放射学杂志, 2019, 53 (7): 537-538.

[6] 中华医学会放射学分会磁共振学组, 中华医学会放射学分会质量控制与安全工作委员会. 钆对比剂临床安全性应用中国专家建议 [J]. 中华放射学杂志, 2019, 53 (7): 539-544.

[7] 中华预防医学会医院感染控制分会, 李春辉, 黄勋, 等. 新冠肺炎疫情期间医疗机构不同区域工作岗位个人防护专家共识 [J]. 中国感染控制杂志, 2020, 19 (3): 1-15.

[8] 兰晓莉, 孙逊, 覃春霞, 等. 新型冠状病毒感染疫情期间核医学影像检查的工作流程及防护建议 [J]. 中华核医学与分子影像杂志, 2020, 40 (2): 105-107.